孕产大百科

马良坤 编著

北京协和医院妇产科主任医师、教授
国家卫计委围产营养项目组专家

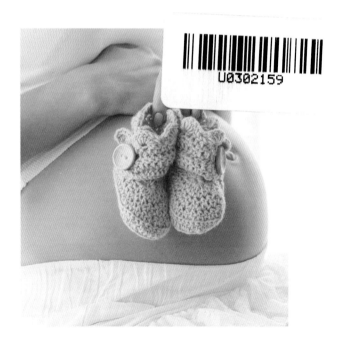

U0302159

中国轻工业出版社

图书在版编目（CIP）数据

孕产大百科 / 马良坤编著 . —北京：中国轻工业出版社，
2019.12

ISBN 978-7-5184-1842-8

Ⅰ.①孕… Ⅱ.①马… Ⅲ.①妊娠期－妇幼保健－基本
知识②分娩－基本知识 Ⅳ.①R715.3②R714.3

中国版本图书馆 CIP 数据核字（2018）第 017943 号

策划编辑：翟 燕 付 佳
责任编辑：付 佳 责任终审：唐是雯 封面设计：杨 丹
版式设计：悦然文化 责任校对：李 靖 责任监印：张京华

出版发行：中国轻工业出版社（北京东长安街 6 号，邮编：100740）
印 刷：北京瑞禾彩色印刷有限公司
经 销：各地新华书店
版 次：2019 年 12 月第 1 版第 3 次印刷
开 本：720×1000 1/16 印张：17
字 数：300 千字
书 号：ISBN 978-7-5184-1842-8 定价：59.80 元
邮购电话：010-65241695
发行电话：010-85119835 传真：85113293
网 址：http://www.chlip.com.cn
Email：club@chlip.com.cn
如发现图书残缺请与我社邮购联系调换
191343S3C103ZBW

写在最前面

我的二胎手记

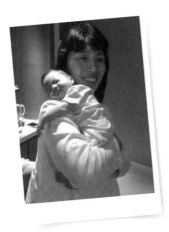

　　二胎政策来了，我做的第一件事就是取环，后来就顺其自然地怀上了，真的很惊喜！我是在母亲节那天知道怀孕这个消息的，感觉没有什么比这个礼物更好的了。

怀上二胎，我过得更健康了

　　我是北京协和医院的一名产科医生。不少人觉得我因为是医生的缘故，更懂得如何调理身体，所以怀孕过程就很顺利。其实很长时间以来，我都没有注意管理自己的健康。医生的工作非常忙，经常半天就要看 50 多个病人，忙起来抓到什么吃什么，也没有时间锻炼身体，我长时间处于一种压力性肥胖的超重状态。

　　我第一次怀孕是 28 岁，孕期一直在准备妇产科博士学位的考试，因为协和日常工作和学习任务的繁忙，根本没时间顾及自己的饮食营养、健康护理，也很少运动。

　　我这次 43 岁怀孕比 28 岁的时候感觉还要好，那时候不是感冒就是胃肠道有问题，这次反而一直都稳稳当当的。这和我准备要二胎时就对自己做了完善的健康管理有关。

吃饭不必两人份，有的放矢补充营养

　　当发现怀孕时，我就做了一系列营养指标的检查，按照孕期营养的要求来调整饮食结构。许多人都有认知误区，认为怀孕了就要进补，但实际上孕期热量标准并没有提高多少，只是对某些营养素的需求会增大，例如铁和碘，需要有的放矢地进行补充。为了孕期营养健康知识的普及，我和我的团队一起研发了手机应用软件，将营养师和孕妇对接起来。同样我也在这个平台上做试验，将每日饮食传在上面，由营养师来给建议。我家有高血压和糖尿病病史，我从怀孕开始饮食就小心翼翼。

大家一起做运动

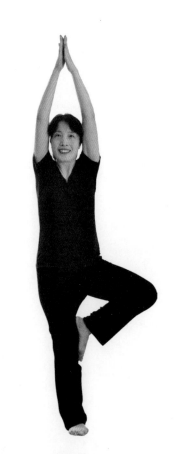

备孕期间，我就让运动成为日常。如果你的体重超标，也不要把自己当成一个胖子来减肥，这样会比较消极，应该是为了更健康、更有活力而运动。早上我5点多就起床，为的是能给全家做上一顿营养均衡的早餐。中午抽时间我会去做瑜伽、举哑铃。中午做运动比不做运动好。我发现中午运动一下，反而要比午睡更能让我下午精力充沛。一年间我的体重减了4公斤，也慢慢容光焕发。我还发动全家一起来做运动，家庭关系也得到了改善。我丈夫一年也减掉了10公斤体重，全家一起健康，我们都要做老了不给孩子找麻烦的人。

揣着二胎去坐诊

在协和医院，每个大夫都要经过15年的轮转，再来定专业组。最后我选择产科定岗，因为我喜欢迎来生命的那份喜悦感。但在产科容易出现两个极端：一方面，顺利生产的妈妈一直记得医生的好，逢年过节就带着孩子过来问候；另一方面，因为孕妇生产是一个生理过程，人们不能接受任何关于母亲以及孩子的一点意外。

怀孕生产尽管是一个生理过程，但还是存在风险的。医生的角色是让分娩过程更加顺畅，但也无法做到百分之百绝对安全。我怀孕后遇到过一个病人——产程中宫缩过强，紧接着出现了羊水栓塞和大出血。羊水栓塞是产科最凶险的病症，羊水突然进入母体血液循环，瞬间就会夺去病人的生命。它的发生率虽然很低，但孕妇和胎儿的死亡率高达80%。

我参与了抢救，身心俱疲。目睹这样突然的病症，也许受了些刺激，当天我就出现了先兆流产的症状。后来做B超，好在孩子没事。妇产科是女大夫多，碰到生育的情况，就是 28 周后不值夜班，其他照旧。"在其位，谋其政"，其他同事会体谅你，可碰到紧急情况肯定是要参加的。我第二次怀孕之后照常工作。我是个爱折腾的人，不光是本医院的门诊和手术，还到处做科普讲座。我的观点就是：千万别把怀孕当生病，它就是正常生活的一部分。

说说学霸姐姐

孕 12 周的检查过后，我和先生决定把怀二胎的消息告诉老大。我们老大就是那个"别人家的孩子"，在重点学校读书，从小就自觉上进，让我们很省心。

我们跟她许诺父母的爱不会变少，她会从圆心的一个点变成椭圆两点中的一点，也和她强调了相互陪伴的重要性，尤其是在父母百年之后，身边还能有一位至亲，能一起分享喜怒哀乐。怀孕时，晚上我闺女弹钢琴我就练瑜伽，她会帮我讲故事，做各种各样的胎教，我感觉非常幸福。在医院，老大第一眼看到老二时，所有的拒绝都消失了，这是最好的礼物。现在，老大放了学，就顾着逗老二玩儿了，哄孩子比我还在行。要知道老大进入青春期之后，就有意独立起来，不愿和父母有亲昵的举动了。二宝的来临，让全家的关系再次亲密起来。我抱完老二，再亲亲老大，这样的感觉特别温暖、幸福。

"养儿防老"新解

这个年纪当妈，除了怀孕生产的挑战之外，养孩子的精力和体力是重要的考验。我认为生二胎是"养儿防老"。什么叫养儿防老呢？就是你要当一个孩子的妈，你必须不能老，也不敢老，必须让自己精力充沛，陪着孩子再次跑闹、再次长大。我跟我先生说，我俩得继续锻炼身体。年轻人最好早要孩子，我这样高龄要宝宝是不得已的，不是提倡大家都等到年纪大再要孩子。

有很多想说但在门诊中没空细说的话，有很多要告诫孕妈妈和准爸爸的话，也有要安抚孕妈妈的话，千言万语没办法一一当面说，忙里偷闲付诸笔端，汇成了这本书。怀孕是人生的一个阶段，轻松、愉悦的心态是必需的，希望大家都能成功晋级！如果孕期真的遇到了困难，宝贝出现了问题，也不要灰心、不要失望，毕竟生活是多面的，我们同样可以从挫折中找到自己的快乐。

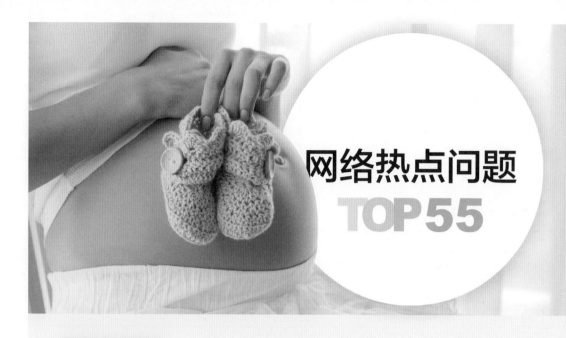

网络热点问题
TOP 55

孕中期

孕晚期

产后

备孕
准备充分，怀得更安心

孕1月（孕1~4周）
横看竖看都不像孕妇，但的确怀上了

孕2月（孕5~8周）
一边享受，一边难受

孕3月（孕9~12周）
即将告别早孕反应，记得去医院建档

PART 4

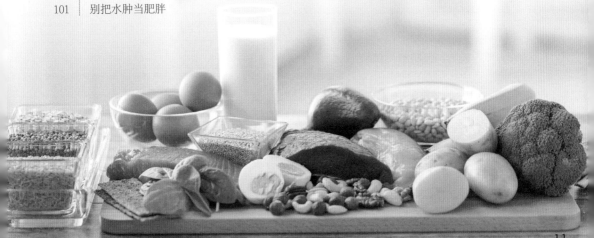

孕 4 月（孕 13~16 周）
进入舒服的孕中期，提前预约唐筛

孕 5 月（孕 17~20 周）
感受到胎动了

孕 6 月（孕 21~24 周）
注意补铁补血，应对四肢肿胀

孕 7 月（孕 25~28 周）
数胎动，做糖筛

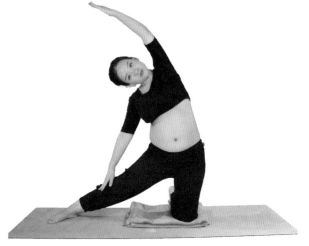

PART 9 孕 8 月（孕 29~32 周）孕期不适又来了

孕 9 月（孕 33~36 周）
做好分娩准备

PART 11

孕 10 月（孕 37~40 周）
亲爱的宝宝，欢迎你的到来

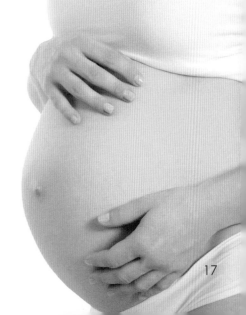

产后
科学护理，快快恢复

备孕
准备充分，怀得更安心

想要预约好宝宝，
先了解这些备孕知识

备孕能提高优生率

备孕指的是孕前保健，"过去的人没备孕，小孩都活蹦乱跳"，说得没错，不过，需要提醒的是：你只想到了活蹦乱跳的孩子，却忘记了过去生孩子导致的生离死别比现在多得多。

做好备孕计划，做好孕前检查，根据孕前检查的结果，由专业医生指导备孕女性适当补充缺乏的物质，并对有基础疾病的进行有效的治疗，治愈或稳定后再怀孕。换言之，孕前检查还可以有效提高优生率。

科学备孕 4 要素

1 保持健康的生活方式：吃得健康、规律运动、不要有太大的压力。

2 不要想靠试管婴儿怀双胞胎：双胎甚至多胎对孕妈妈有很大风险，可导致母胎意外、疾病和死亡。

3 不要总觉得身体状态不够理想：孕前找相关专科医生咨询，进行系统检查，确保疾病状态可以怀孕，并调整到合适妊娠的用药。

4 不要过度期待技术手段怀孕：要自己先积极尝试性生活，只有在出现不育或者卵巢功能有问题时才需要借助试管婴儿技术。

叶酸应该怎么补

关于备孕补叶酸

叶酸缺乏可影响胚胎细胞增殖、分化，增加神经管畸形及流产的风险，备孕妇女应从准备怀孕前 3 个月开始每天补充 400 微克叶酸，并持续整个孕期。

叶酸能预防胎儿神经管畸形

叶酸可以预防胎儿神经管畸形，即胎儿大脑和脊柱的严重畸形。胎儿的神经系统在怀孕的第一个月就开始发育了，也就是说，在你还不知道自己怀孕的时候，胎儿就已经开始发育了。所以，怀孕前 3 个月补充叶酸很重要。

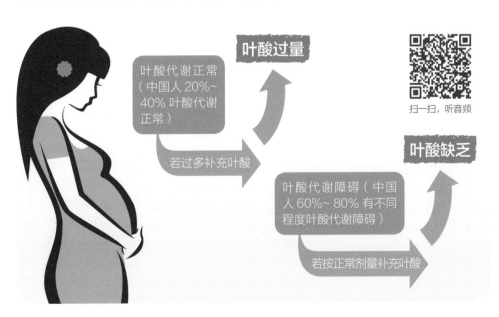

叶酸过量

叶酸代谢正常（中国人 20%~40% 叶酸代谢正常）

若过多补充叶酸

扫一扫，听音频

叶酸缺乏

叶酸代谢障碍（中国人 60%~80% 有不同程度叶酸代谢障碍）

若按正常剂量补充叶酸

叶酸不足的原因

导致机体缺乏叶酸有两方面的原因：一是叶酸摄入量不足；二是叶酸的吸收、代谢障碍，这多与遗传有关，存在个体差异。由于遗传（基因）缺陷导致机体对叶酸的利用能力低下（叶酸代谢通路障碍）。

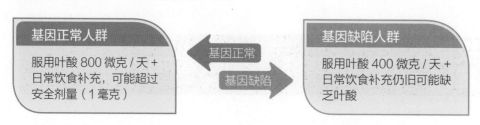

基因正常人群
服用叶酸 800 微克 / 天 +
日常饮食补充，可能超过
安全剂量（1 毫克）

基因正常
基因缺陷

基因缺陷人群
服用叶酸 400 微克 / 天 +
日常饮食补充仍旧可能缺
乏叶酸

这样补充叶酸制剂更有效

如果经济条件不宽裕的话，可以补充单独的叶酸片，国家还为一些地区和单位提供免费发放的叶酸。如果经济条件允许，就补充复合维生素制剂，在说明书上都会标明叶酸含量，推荐的服用量是每日 0.4 ~ 0.8 毫克。

膳食中的叶酸来源

人体不能自己合成叶酸，天然叶酸只能从食物中摄取，因此应该牢记这些高叶酸含量的食物，让它们经常出现在你的餐桌上。

种类	食物
柑橘类水果	橘子、橙子、柠檬、葡萄柚等
深绿色蔬菜	菠菜、西蓝花、芦笋、莴笋、油菜等
豆类、坚果类	黄豆及豆制品、花生（花生酱）、葵花子等
谷类	大麦、米糠、小麦胚芽、糙米等
动物肝脏	猪肝、鸡肝等
乳类及乳制品	牛奶、奶酪等

关注叶酸摄入过量

叶酸是一种 B 族维生素，为水溶性。通常认为，水溶性维生素在体内无法储存，每天需要补充，即使天天过量食用也无大碍，反正也无法储备。然而，叶酸的问题似乎比较特殊，血清叶酸水平受进食的影响显著，而红细胞叶酸则能反映一段时间内的叶酸营养状况，这说明什么？说明叶酸是可以在细胞内蓄积的，至少在红细胞内是可以的。如果一段时间内过量补充叶酸，会造成红细胞叶酸浓度过高！

《中国居民膳食指南 2016》告诉我们，怀孕前 3 个月应该补充叶酸以避免缺乏，推荐量为 400 微克膳食叶酸当量／天。问题是，谁能准确预测 3 个月后怀孕？实际的结果往往是萌生要孩子的念头后就开始吃，三五个月，甚至经年不断地补叶酸制剂，其中的叶酸含量多为 400～800 微克／天（相当于 680～1360 微克膳食叶酸当量／天），如果再加上膳食来源的叶酸，则容易过。《中国居民膳食营养素参考摄入量速查手册》中载明，叶酸的可耐受最高量是 1000 微克／天。

举个例子：一个北方妹子，她的叶酸代谢能力正常，爱吃青菜和肉类，还经常整点儿炒肝或卤煮，她可能根本就不缺叶酸，但为了要孩子，也跟着小姐妹们一起海淘了不少孕期维生素来加强营养，就容易出现叶酸过量的问题。

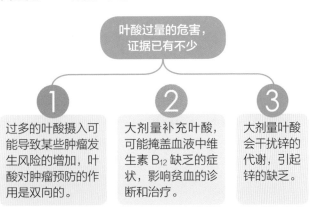

叶酸过量的危害，证据已有不少

1 过多的叶酸摄入可能导致某些肿瘤发生风险的增加，叶酸对肿瘤预防的作用是双向的。

2 大剂量补充叶酸，可能掩盖血液中维生素 B_{12} 缺乏的症状，影响贫血的诊断和治疗。

3 大剂量叶酸会干扰锌的代谢，引起锌的缺乏。

建议去医院做个叶酸水平评估

为了搞清楚体内的叶酸是不足还是过量，建议备孕女性去营养科门诊。医生会给你做个营养摄入的评估，同时建议你空腹抽个血，查查是否有贫血，以及血清叶酸和红细胞叶酸的水平，必要时做叶酸代谢障碍基因检测（MTHFR），之后制订一个合理的膳食建议。至于制剂，医生会帮你选，该补的补，该停的停，并定期复查。

这些高危孕妇需每日摄入 4~5 毫克的叶酸补充剂

在这里，需要特别提醒大家注意的是高危孕妇，如有无脑儿、脊柱裂患儿分娩历史，糖尿病、癫痫、重度肥胖、镰状细胞贫血病史或家族史的患者，最好在怀孕前 3 个月至孕 12 周每日叶酸补充剂量提高到 4~5 毫克。

补铁应从计划怀孕开始

权威解读 〉《中国居民膳食指南 2016（备孕、孕期妇女膳食指南）》

备孕女性应注意补铁

育龄妇女是铁缺乏和缺铁性贫血患病率较高的人群，怀孕前如果缺铁，可导致早产、胎儿生长受限，新生儿低体重以及妊娠期缺铁性贫血。因此，备孕女性应经常摄入含铁丰富、利用率高的动物性食物，铁缺乏或缺铁性贫血者应纠正贫血后再怀孕。孕前，正常女性铁的推荐摄入量为每天 20 毫克。

怀孕期间仍需补铁

孕中期和孕晚期每天铁的推荐摄入量比孕前分别增加 4 毫克和 9 毫克，达到 24 毫克和 29 毫克。由于动物血、肝脏及红肉中含铁量较为丰富，且铁的吸收率较高，孕中、晚期每天增加 20～50 克红肉可提供铁 1～2.5 毫克，每周摄入 1～2 次动物血和肝脏，每次 20～50 克，可提供铁 7～15 毫克，以满足孕期对铁的需要。

为什么在孕前就要开始补铁

我国育龄女性几乎有一半人存在缺铁问题，孕前缺铁不及时补充纠正，孕期及产后缺铁情况会更加严重。补铁是孕前营养储备的基础之一，我国人均铁摄入量不达标，食补无法满足孕产期女性铁的需求。孕前及孕产期最容易缺乏的就是铁，其次才是钙。

世界卫生组织认为，妊娠期血红蛋白浓度 <110 克／升时，可诊断为贫血。疲劳是最常见的症状，贫血严重者有脸色苍白、乏力、心悸、头晕、呼吸困难和烦躁等表现。

注重从饮食中补铁

动物血、肝脏及红肉中铁含量及铁的吸收率均较高，一日三餐中应该有瘦畜肉40～75克，每周食用1次动物血或畜禽肝肾25～50克。此外，在摄入富含铁的畜肉或动物血和肝脏时，应同时摄入含维生素C较多的蔬菜和水果，以提高膳食铁的吸收和利用。

达到铁推荐量一日膳食举例

餐次	菜谱	主要原料及重量
早餐	肉末花卷	面粉50克，猪瘦肉10克
	煮鸡蛋	鸡蛋50克
	牛奶	鲜牛奶200克
	水果	橘子150克
午餐	米饭	大米150克
	青椒炒肉丝	猪瘦肉50克，甜椒100克
	清炒油菜	油菜150克
	鸭血粉丝汤	鸭血50克，粉丝10克
晚餐	牛肉馄饨	面粉50克，牛肉50克，韭菜50克
	芹菜炒香干	芹菜100克，香干15克
	煮红薯	红薯25克
	水果	苹果150克
加餐	酸奶	酸奶100克

注：依据《中国食物成分表2002》计算。三餐膳食铁摄入量32.2毫克，其中动物性食物来源铁20.4毫克；维生素C190毫克。

 在医生的指导下补充铁剂

确定为缺铁性贫血的女性应在医生的指导下补充铁剂。在补铁后要定期进行血常规和体内铁含量（如血清铁或血清铁蛋白）的检查，以便调整补铁剂量。医生会根据孕妈妈贫血症状的轻重确认复查的间隔时间和次数，遵照医嘱执行即可。另外，需要提醒的是，待血红蛋白指标恢复正常后继续补充铁剂至少4～6个月，这样是为了补足体内的铁储备。

精子很脆弱，
备育男性要精心呵护

远离桑拿浴和紧身裤

睾丸产生精子的适宜温度要比体温低 $1~2℃$，桑拿浴破坏了阴囊的保温和温度调节功能，损害睾丸产精和精子发育。因此，我们的观点是：要享受，洗桑拿；要孩子，洗淋浴。

穿紧身内裤与桑拿浴有着"异曲同工"的后果，同样也会干扰阴囊的正常温度调节功能。而且平时工作生活和运动时也应避免穿紧身裤。因为睾丸在工作过程中更喜欢温度较低的环境，其在产生精子的时候要求周围温度要略低于身体温度，但穿紧身裤会导致睾丸局部温度增高，进而影响精子生成，因而我们建议穿平角棉线裤，以提供睾丸适宜的生精温度。同时，热水浴、久坐、日光浴等均会导致睾丸局部温度升高，不建议进行。

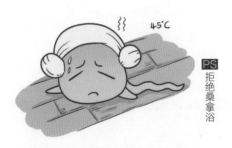

精子先生不耐热，高温下会挂掉

精神不要过于紧张

工作生活中的精神压力过大可通过影响下丘脑、垂体分泌的性激素水平来影响男性生育。

避免经常服用药物

睾丸十分脆弱敏感，药物尤其是抗生素、抗肿瘤和精神类药物均会对睾丸产生毒副作用，影响睾丸的生精功能。

不接触重金属、毒害物质、放射线污染的环境

家庭装修中产生的有害物质，如甲醛、二甲苯、大理石释放的超标射线均会损害睾丸生精功能。

远离烟酒

吸烟、酗酒都可以直接损害睾丸功能，导致精子的畸形率增加、密度减少、活力降低。有试验证明，在戒除烟酒一段时间后，精液质量会有较明显的提高。所以，为了自己、家人和下一代的健康，请远离烟酒。

来一次
意料之中的意外怀孕

我们在临床上经常遇到一类患者，起初由于各方面的原因一直避孕，但到了想生育的时候就如临大敌，全家总动员，各种补品，各种检查，结果反而迟迟没消息。他们往往存在以下两方面的误区：

误区一：为保证精子质量在排卵期前 20 天就开始禁欲

过度的性生活和过少的性生活都会影响精液质量。过度的性生活会导致成熟精子偏少，而过少的性生活则会导致精液中有大量衰老凋亡的精子。一般来说，合理的性生活频率一般为每周 1～2 次，这样既可以保证精液质量，同时也不会使双方承受过大的心理压力。

误区二：自测排卵期，到了排卵期必须"交作业"

这是不可取的，每天监测体温可以很好地预测排卵期，但仅仅是预测排卵期可能在哪几天，而非绝对在那几天。女性的排卵期受个人身体条件、环境因素和心理因素等多方面的影响，没有那么绝对，尤其是每天都把监测体温当成首要任务的备孕女性往往心理压力比较大，这会影响她的整个内分泌环境，从而影响排卵。

食色，性也。吃饭和性生活都是人生的平常事，是日常生活的一部分，孩子是偶然就得到了，这样是最好的，建议大家做一次意料之中的意外怀孕。备孕夫妻什么都准备好了，不用刻意在排卵这天才同房，愿意哪天同房，兴致来了，就同房一次，过度纠结哪天同房，会造成心理压力过大。周围有不少人，做十年的试管婴儿都怀不上，不管这件事情反而有了。孩子的事情是自然而然的，是偶然的、巧合的，不要太刻意！

 排卵期前后隔天同房一次

由于精子进入女性体内可存活大约 48 小时，因此，科学的办法是在排卵期前后隔一天同一次房，这样既覆盖了女性的排卵期，同时也不至于给双方造成太大的生理和心理压力。

计划怀孕，
孕前检查不可少

准备应从怀孕前的3~6个月开始。备孕夫妻应在孕前3~6个月进行一次全面的医学检查，这对没有做过婚检的夫妻尤为必要。即使做过婚前检查，但婚后多年避孕者，或近一年未体检者，均应在孕前进行检查。怀孕是两个人的事，缺一不可。

夫妻双方检查的项目

夫妻双方应进行孕前检查，包括血压，血、尿常规，血型，肝肾功能等基本检查。

女性增加盆腔检查以判断有无盆腔炎、阴道炎，宫颈癌筛查，盆腔超声检查，以及可能引起流产、影响胎儿生长发育的甲状腺功能检查，可能引起胎儿先天性疾病的感染检查包括梅毒、TORCH等，进行口腔体检，筛查可能与早产相关的牙周病。通过这些检查还可以降低很多孕期不良妊娠的风险。

男性的精液常规检查项目目前还没有放到孕前检查中，但是，对于试孕半年以上未成功的推荐检查相关项目。

高龄备孕女性及月经不规律的女性要评估卵巢功能

高龄备孕女性以及月经不规律的女性可以测量基础体温，或者在月经第2~4天测定性激素水平（促卵泡素、黄体生成素、泌乳素、雌激素、雄激素），来评估卵巢功能。

 孕前检查挂什么科

一般只要去医院的导医台咨询一下，就知道挂哪一科了。有些医院还设立了孕前检查专科门诊，专门提供孕前检查服务。也有些医院会把孕前检查设在内科，而有的医院会把孕前检查设在妇科或计划生育科。不同的医院有不同的规定，最好先到医院导医台进行详细询问再排队挂号，以免浪费精力，耽误时间。

"熊猫血"女性备孕，生娃你该知道什么

血型系统是这样分的

人类有两种血型系统：一种是"ABO血型系统"，也就是我们常说的A型、B型、O型和AB型；另一种是"Rh血型系统"，即Rh阳性和Rh阴性。

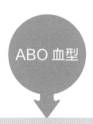

ABO 血型

ABO血型是按照人类血液中的抗原、抗体所组成的血型的不同而分为A型、B型、AB型、O型，其中O型血的人被誉为"万能捐血者"，AB型血的人则是"万能受血者"。

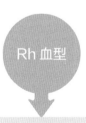

Rh 血型

凡是血液中红细胞上有Rh凝集原者，为Rh阳性，反之为阴性。这样就使A、B、O、AB四种主要血型，分别被划分为Rh阳性和Rh阴性两种血型。

Rh 阴性血——珍贵而神秘的"熊猫血"

据有关资料介绍，Rh阳性血型在中国汉族及大多数少数民族人口中约占99.7%，个别少数民族中约为90%。而Rh阴性血型比较稀有，在中国总人口中只占0.3%~0.4%，由于实在太难找到此类血源，就像大熊猫一样珍贵，所以被称为"熊猫血"。其中AB型Rh阴性血更加罕见，仅占中国总人口的0.034%。平时这种血型的人和正常血型的人没有区别，但一旦遇到危险和疾病需要输血时就会很难找到血源。

 马大夫提醒 **加入专门收集统筹稀有血型的机构——"稀血网"**

Rh阴性的女性备孕时就需要了解这方面的知识，可以加入"稀血网"（中国稀有血型之家）学习一下。网站为全国稀有血型朋友提供稀有血型献血互助平台，为稀有血型女性提供稀有血型生育咨询服务，是国内最大的以稀有血型为主题的民间公益门户网站。

Rh 阴性血，
备孕怀孕要了解的几件事

1 Rh 阴性确实是稀有血型，但是国家的血库是有血源保障的。

2 Rh 阴性的妈妈有可能会找到 Rh 阴性的爸爸，所以准爸爸也一定要检查下血型，如果两人都是 Rh 阴性，就没关系。

3 Rh 阴性的妈妈怀第一胎通常都不会有什么问题，但如果生产、流产，甚至宫外孕，需要注射抗 D 免疫球蛋白。

4 Rh 阴性的孕妈妈要定期查自己的抗体情况，了解体内有没有会危害宝宝的抗体，可以做抗人球蛋白试验（间接 Coomb's 试验）。如果间接 Coomb's 试验结果为阳性，就必须检查血中抗 D 抗体滴度，同时进行胎儿的检测，胎儿发生溶血的概率很大。一旦证实有抗体存在，应立即到对稀有血型生育有经验的医院进行治疗。如果间接 Coomb's 试验结果为阴性，应在孕 28 周左右注射抗 D 免疫球蛋白，用来预防新生儿溶血。

5 Rh 阴性的孕妈妈在怀孕期间要特别注意营养均衡，要补铁，避免自己贫血。自己的血特别珍贵，不要吃得太多，避免巨大儿，否则会被判定为产后出血的高危因素。请努力从自身的角度去降低产后出血的可能。

6 如果想生二孩，产后 72 小时内需再注射抗 D 免疫球蛋白。需要注意的是，这个抗体针要在体内没有抗体的时候注射，有抗体了就不用再注射了。

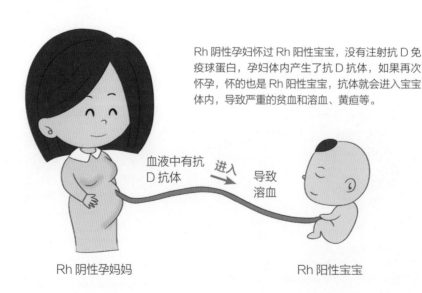

Rh 阴性孕妇怀过 Rh 阳性宝宝，没有注射抗 D 免疫球蛋白，孕妇体内产生了抗 D 抗体，如果再次怀孕，怀的也是 Rh 阳性宝宝，抗体就会进入宝宝体内，导致严重的贫血和溶血、黄疸等。

血液中有抗 D 抗体 **进入** → 导致溶血

Rh 阴性孕妈妈　　　　　　　　　　Rh 阳性宝宝

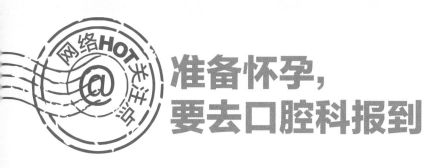

准备怀孕，要去口腔科报到

孕期的雌激素会加重口腔问题

在孕期，孕妈妈雌激素迅速增加，免疫力降低，牙龈中的血管会增生，血管的通透性增强，牙周组织变得更加敏感，会加重口腔问题，有些以前没有口腔问题的孕妈妈可能也会患口腔疾病。

有研究表明，怀孕期间牙周炎与早产有关。此外，如果孕妈妈因牙痛而进食困难，会导致营养摄入障碍，从而间接地影响胎儿的健康，增加孕育低体重儿的风险。

所以，准备怀孕的女性应在怀孕前接受口腔检查，建立一个健康的口腔环境，从而避免在怀孕期间因为发生口腔急症所带来的治疗风险。

去口腔科做什么

在孕前，建议检查口腔情况，治疗龋齿，必要时拔除阻生的智齿，清理口腔的病灶。最好能洗一次牙，把口腔中的细菌去除掉，确保牙齿的清洁，保护牙龈，避免孕期因为牙菌斑、牙结石过多而导致牙齿问题。做好牙齿护理，为新生命的到来做好准备。

提前半年检查口腔

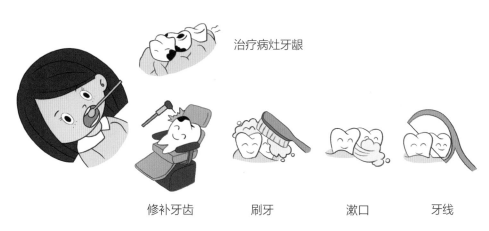

治疗病灶牙龈

修补牙齿　　　刷牙　　　漱口　　　牙线

备孕时，接种这 5 种疫苗，孕期生病负担小

乙肝疫苗

接种原因： 乙肝病毒可垂直传播，可能通过胎盘屏障感染给胎儿。

接种时间： 孕前 9 个月开始。需注射 3 次，从第 1 针算起，在此后 1 个月时注射第 2 针，6 个月时注射第 3 针。

免疫效果： 免疫力可达 95%，免疫有效期在 7 年以上。

需要注意： 乙肝五项均为阴性者，可以在 0、1、6 个月接种乙肝疫苗 3 针。

风疹疫苗

接种原因： 孕期感染风疹病毒，容易在孕早期发生先兆流产、胎死宫内等严重后果，也可能会导致胎宝宝出生后先天性畸形或先天性耳聋。

接种时间： 孕前 3 个月或更早。

免疫效果： 疫苗注射有效率约为 90%，终身免疫。

需要注意： 注射前先抽血检验自己是否有抗体，有则不用注射。

流感疫苗

接种原因： 孕期感染流感病毒，容易导致孕妈妈抵抗力低下。

接种时间： 孕前 3 个月。

免疫效果： 1 年左右。

需要注意： 如果对鸡蛋过敏，不宜注射。

甲肝疫苗

接种原因： 肝脏在孕期负担加重，抵抗病毒的能力减弱，极易被感染；经常出差或经常在外面就餐的女性，更应该在孕前注射疫苗。

接种时间： 孕前 3 个月。

免疫效果： 免疫时效可达 20~30 年。

需要注意： 备孕期间尽量减少在外用餐。

水痘疫苗

注射必要性： 孕早期感染水痘，可致胎宝宝得先天性水痘或新生儿水痘；孕晚期感染水痘，可能导致孕妈妈患严重肺炎。

注射时间： 孕前 3~6 个月。

免疫效果： 终身免疫。

需要注意： 先查一下自己是否曾经接种过，有则不用注射。

找准排卵日，好孕自然来

通过排卵试纸找排卵日

先通过手机 APP（如疯狂造人、怀孕管家、排卵期计算器等）推算出易孕期，然后在此期间使用排卵试纸进行测试即可。刚开始造人的备孕女性适合用这种方法。

方法

用洁净、干燥的容器收集尿液。持排卵试纸，将有箭头标志线的一端浸入尿液中，液面不可超过试纸的最高线（MAX 线），约 3 秒钟后取出平放，10~20 分钟观察结果，结果以 30 分钟内阅读为准。

注意这些细节

1.收集尿液的最佳时间为上午 10 点至晚上 8 点，一定要避开晨尿。尽量采用每天同一时刻的尿样。

2.每天测一次，如果发现阳性逐渐转强，就要增加检测频率，最好每隔 4 小时测一次，尽量测到强阳性，排卵就发生在强阳转弱的时候，如果发现快速转弱，说明卵子要破壳而出了，要迅速识别强阳转弱的瞬间。

3.收集尿液前 2 小时应减少水分摄入，因为尿样稀释后会妨碍黄体生成素高峰值的检测。

结果判定

阳性
在检测区（T）及控制区（C）各出现一条色带。T 线与 C 线同样深，预测 48 小时内排卵；T 线深于 C 线，预测 14~28 小时内排卵

无效
在控制区（C）未出现色带，表明检测失败或检测条无效

阴性
仅在控制区（C）出现一条色带，表明未出现过黄体生成素（LH）高峰或峰值已过

基础体温测量法找排卵日

孕激素对女性的体温具有调控作用，而且其本身比较复杂，总是在不断变化着，所以基础体温会出现波动。女性的基础体温以排卵日为分界点，呈现前低后高的状态，即双相体温。

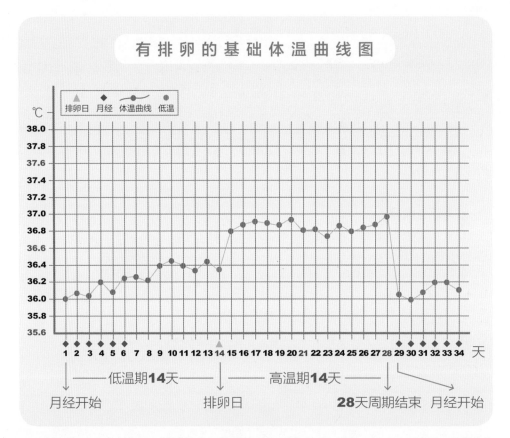

注：根据基础体温曲线图可以对排卵日做出比较正确的判断。在体温从低温向高温过渡的时候，会出现一个低温。一般情况下，这个低温往往就出现在排卵当天。

体温曲线的走向可以反映孕激素的波动

对温度中枢起作用的激素主要是孕激素，体温曲线的走向大致可以反映孕激素的水平。排卵前，孕激素主要由肾上腺分泌，量很小，所以体温曲线呈低温状态；排卵后，卵子排出的地方变成黄体，黄体分泌大量的孕激素和雌激素，为受精卵着床做准备，于是体温骤然上升，呈持续高温状态。

基础体温测量法就是根据女性在月经周期中呈现的双相体温来推测排卵期的方法，从月经来潮第一天开始，坚持每天按时测量体温。造人几个月，没啥动静的备孕女性推荐用这种方法。一般情况下，排卵前基础体温在 36.6℃以下，排卵后基础体温上升 0.3～0.5℃，持续14 天。从排卵前 3 天到排卵后 3 天这段时间是容易受孕期，可作为受孕计划的参考。

推荐用孕律进行体温监测

孕律是针对育龄女性朋友用来监测基础体温波动情况，精准预测排卵日的一种智能体温计。

通过胶贴把孕律贴在腋下，晚上睡觉之前佩戴，第二天睡醒之后取下，体温计通过蓝牙与手机的孕律 APP 连接进行数据同步，这样就完成了一天的基础体温测量。结合体温数据和录入的必要生理信息，自动生成相对标准的基础体温表格。

马大夫提醒 **建议怀孕后继续佩戴孕律 2～3 个月**

妊娠的前 8 周孕激素主要取决于黄体的分泌功能，8 周后黄体功能逐渐被胎盘取代。基础体温监测的是孕激素的水平，在妊娠早期，黄体功能突然下降可能导致早期流产，而黄体功能可以通过基础体温有所体现，因此监测基础体温能观察到早期流产的先兆，从而更早采取相关处理措施。

使用孕律时需要注意以下几点

1. 为了更加舒适地佩戴体验，建议使用前清除腋毛。

2. 为了更精确地预测，同时考虑到规律作息有利于备孕，建议每晚睡眠时至少佩戴 4～6 小时。佩戴时间过短、位置太靠下都无法采集到当天的基础体温值。

3. 粘贴的标准位置：传感器的金属探头接触腋窝内侧的皮肤，保证在上肢闭合的状态下腋窝可以包住整个孕律基础体温计。

4. 晚上起夜不会影响基础体温，孕律会自动过滤掉晚上起夜时的干扰。

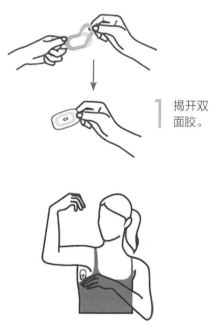

1 揭开双面胶。

2 胳膊自然抬起，将设备贴在腋下。

通过 B 超监测找排卵日

B 超监测排卵日适合月经不规律、不易受孕的女性。B 超监测排卵最为直观，可以看到卵巢内有几个卵泡在发育、大小如何、是不是已经接近排卵日等，但不能确定卵子是否一定会排出。

B 超检测	注意事项
B 超 监测的时间	在几种 B 超监测方式中，以阴道 B 超最为准确。通常第一次去做 B 超的时间可选择在月经周期的第 10 天，也就是说从来月经第一天算起的第 10 天到医院去监测
通过 B 超 推算出排卵日	卵泡的发育是有规律可循的。经过大量统计数据得出，排卵前 3 天卵泡的直径一般为 15 毫米左右，前 2 天为 18 毫米左右，前 1 天达到 20.5 毫米左右。这样便可以通过 B 超监测卵泡的大小推算出排卵日了
特殊情况	有的人卵泡发育到一定程度后，不但不排卵，反而萎缩了；有的人卵泡长到直径 20 毫米以上仍不排卵，继续长大，最后黄素化了。出现这些情况都需要及时咨询医生

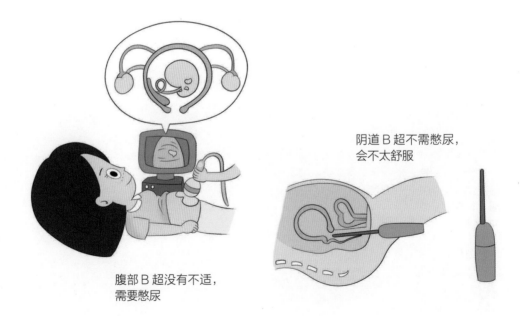

阴道 B 超不需憋尿，
会不太舒服

腹部 B 超没有不适，
需要憋尿

如何增加好孕成功率

调整体重到适宜水平

关于孕前体重

肥胖或低体重备孕女性应调整体重，使 BMI 达到 18.5～23.9 千克／米²
范围，并维持适宜体重，以在最佳的生理状态下孕育新生命。

BMI 即体重指数（Body Mass Index），是用来衡量一个人的体重是否正常的标准，测量简单、实用。

BMI= 体重（千克）÷ 身高的平方（米²）

低体重的备孕女性（BMI<18.5 千克／米²），可通过适当增加进食量和规律运动来增加体重，每天可有 1～2 次的加餐，如每天增加牛奶 200 克，或粮谷／畜肉类 50 克，或蛋类／鱼类 75 克。

超重或肥胖的备孕女性（BMI ≥ 24.0 千克／米²），应改变不良饮食习惯，减慢进食速度，避免过量进食，减少高热量、高脂肪、高糖食物的摄入，多选择低生糖指数、富含膳食纤维、营养密度高（见 222 页）的食物。同时，应增加运动，推荐每天 30～90 分钟中等强度的运动。

放松心情

很多人求子心切，孕前准备阶段害怕怀不上，因而压力过大，紧张焦虑。其实，结果往往会适得其反。因为焦虑、紧张等情绪会影响体内激素分泌，对怀孕不利。

焦虑抑郁的情绪不仅会影响精子或卵子的质量，也会影响孕妈妈激素的分泌，使胎儿不安、躁动，影响其生长发育。在这种情况下，不仅受孕困难，而且最好暂时避孕。

所以，备孕夫妻一定要保持心情放松。可以参加比较舒缓的瑜伽课程，也可以通过健身来缓解压力、调节心情，让自己平心静气地面对这个问题。同时，备孕夫妻也可以多掌握一些关于怀孕的生理知识，不要因为不懂而乱了阵脚。

缓解压力的 9 个妙招

1. 善于整体规划，主动应对各种琐事。
2. 有困惑时及时倾诉。
3. 尽量保持乐观的心态。
4. 凡事尽量不要耽搁延迟。
5. 学会分配任务，将手中的事情细分后按重要程度分别处理。
6. 每天都做深呼吸。
7. 多畅想一下美好的未来。
8. 懂得适时说"不"。
9. 适当地进行娱乐休闲活动。

提高性生活技巧

做足前戏，坦诚沟通如何达到性高潮等。此外，需要在排卵日前后增加同房的次数，同房后臀部垫高平躺 1 小时，能增加受孕的概率。

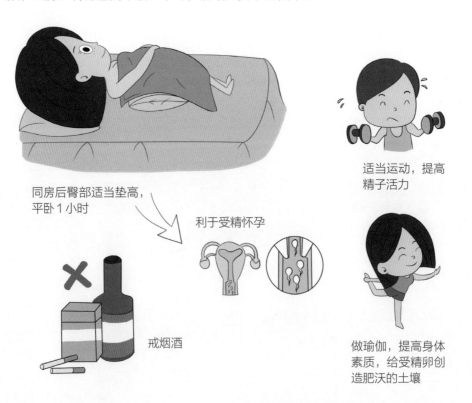

同房后臀部适当垫高，平卧 1 小时

利于受精怀孕

戒烟酒

适当运动，提高精子活力

做瑜伽，提高身体素质，给受精卵创造肥沃的土壤

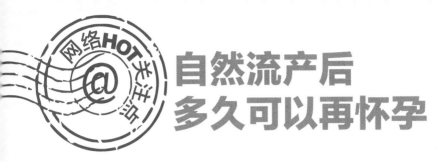

自然流产后多久可以再怀孕

在正常人群中，自然流产的发生概率大约为15%，如果算上自己可能都没有意识到的生化妊娠（即受精卵未在子宫着床，或着床失败），受孕胚胎的淘汰率可能高达50%。对于自然流产的女性来说，需要等待多久再怀孕是一个很纠结的问题。一般来说，再次怀孕要注意以下几点：

月经要恢复

多数情况下，医生会建议你至少来2~3次正常的月经再尝试怀孕。当然，身体健康状况也要恢复，这样才会对再次怀孕有信心。

心理状态要恢复

不少女性在流产后会情绪低落，会内疚，会寻找各种原因和理由来自责，把流产的原因归结于拎重物、性生活、吵架、吃了不应该吃的东西、没有吃孕期维生素、没有吃保胎药、工作压力大……想得越多，就会自责越多。当自己无法解决或面对的时候，可以咨询相关的产科和心理专家，或者参加有相同经历女性的互助小组，通过倾诉和交流来缓解这些负面情绪。

了解下一次怀孕发生流产的概率

虽然自然流产比较常见，但再次怀孕的成功率还是比较高的。如果是第一次自然流产的话，再次怀孕以后可以成功分娩的概率是85%。在正常人群中，有1%~2%的人会发生连续2次以上的自然流产，如果是连续2~3次流产的话，再次怀孕成功分娩的概率为75%。

需要去医院的情形

当出现以下情况时，不建议短期内再次怀孕，需要去医院就诊，查明原因。

查清原因

- 2次及2次以上自然流产。
- 生育年龄超过35岁。
- 有各种内外科并发症。
- 有生殖方面的问题。

非任性宣言：
生娃与猫狗，一个都不能少

有弓形虫抗体，就不必将宠物送走

提起弓形虫，备孕的朋友会很害怕，因为 TORCH 筛查，即我们通常说的优生五项检查，其中有一项就是针对弓形虫的。之所以需要特别检查 TORCH，是因为母体感染后，不会表现出特别的症状，一旦怀孕，这些潜伏的微生物对胎儿有极大的危害：孕早期，容易造成流产和胎停育；孕晚期，容易导致早产及发育异常。

以前大家普遍认为，既然它在优生检查项目中，且和猫、狗等有一定关系，从备孕期开始就应把家里的宠物送人。但现在，观念发生了变化，很多国内外妇产科权威专家都认为，如果你已经感染了弓形虫并产生抗体，孕期可以不用送走宠物。

TORCH 检查

- T——Toxoplasma，弓形虫
- O——Others，其他病原微生物
- R——Rubella virus，风疹病毒
- C——Cytomegalo virus，巨细胞病毒
- H——Herpes simplex virus，单纯疱疹病毒

狗狗一般不会影响怀孕

狗是弓形虫的中间宿主，它的粪便和排泄物都没有传染性。弓形虫主要在狗的血液和肌肉中存在，口腔内也可能有弓形虫。除非你和狗狗进行了"舌吻"或吃了未煮熟的狗肉制品才会感染，正常接触是不会感染弓形虫的。现在宠物狗都会定期注射疫苗，还会随时监测，传染弓形虫的可能性微乎其微，所以养狗一般不会影响怀孕。

猫的粪便可能含弓形虫，"铲屎官"让别人来当

现在，流浪猫比较多，靠翻垃圾桶找食物，比较脏。但是，家养的猫经常洗澡，比较干净，常吃熟食，而且和外面流浪猫没什么接触，应该问题不大。需要注意的是，猫屎中可能含有弓形虫，所以"铲屎官"还是让位给他人吧！此外，家里养花草施的花肥里也可能含动物粪便，备孕女性也尽量不要碰触。

备二孩，
你需要提前了解这些知识

大宝是顺产，最好 1 年后再受孕

想要生二孩，一定要算好两次分娩的间隔时间。这是为了身体有一个更好的营养状况和生理基础，保证身体完全调整好，才能更好地保证二孩的健康。这也是为了夫妻双方能够很好地适应同时养育两个小宝宝的生活。

如果大宝是顺产，产后恢复期相对较短，一般只需经过 1 年，女性的生理功能就可基本恢复。全身情况正常，就可以考虑怀二孩了。

大宝是剖宫产，最好 2 年后再受孕

如果大宝是剖宫产，只要在剖宫产过程中没有伤及卵巢、输卵管等组织，医生一般都会建议避孕 2 年以上，尤其是对于二孩想尝试顺产的妈妈，当子宫切口恢复得差不多了，再怀二孩。

剖宫产后，子宫切口在短期内愈合不"牢固"，如果过早怀孕，随着胎儿的发育，子宫不断增大，子宫瘢痕处拉力增大，子宫壁变薄，有裂开的潜在危险，容易造成大出血。另外，剖宫产术后的子宫瘢痕处的子宫内膜局部常有缺损，受精卵如在此着床不能进行充分的蜕膜化，极易发生胎盘植入情况。

大宝为顺产，二孩大多能顺产

大宝是顺产，二孩更容易顺产，只要检查结果一切正常，胎位正、胎儿大小适宜。顺产对胎儿比较好，产妇身体恢复得也比较快。

大宝为剖宫产，二孩并非不能顺产

如果大宝剖宫产的原因是因胎位不正、胎儿宫内窘迫，一般情况下生二孩是可以顺产的，顺产的成功率可达 80%～90%。如果大宝选择剖宫产是因为骨盆太小、产程迟滞，建议二孩最好还是选剖宫产，这是为了避免引起子宫破裂。具体情况，要听从医生的建议。

备孕女性居家超有效瘦身操

抬腿运动，减少下腹部赘肉

此动作能够提臀，使腰部变得结实，下腹部和胃部赘肉明显减少。

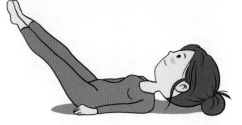

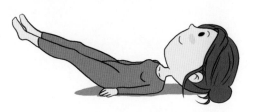

1 仰卧在床上，两腿并拢，慢慢抬起，抬到与身体呈90度时慢慢放下。注意，膝盖不能够弯曲，肩膀和手臂也不能用力。

2 在脚离床40厘米左右的位置停下来，保持1分钟，反复做10次。

仰卧起坐，消除腰部和腹部脂肪

在做的过程中，动作要缓，不要用猛力，次数可循序渐进。看似简单的一个动作，对于消除腰部和腹部脂肪特别有效。

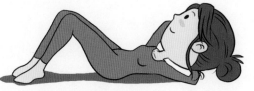

2 将身体慢慢抬起，直至上身坐起。

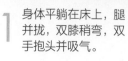

1 身体平躺在床上，腿并拢，双膝稍弯，双手抱头并吸气。

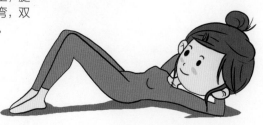

3 将身体慢慢放平，反复做20次。

盘腿运动，减少腿部和背部脂肪

这两个动作会让腿部和背部都得到锻炼，并有助于减少脂肪堆积。

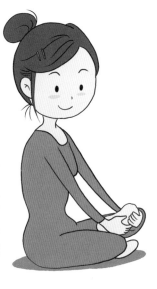

1 盘腿坐在床上，双手抱住处于上方的脚，缓缓抬起到最高点，然后慢慢放下来。反复3~5次后换另一只脚在上的盘坐姿势，重复同样的动作。

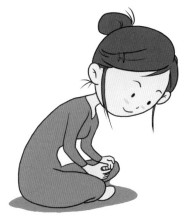

2 双腿盘坐，双手中指相对，置于膝上。上身缓缓向下弯曲，下颌尽量去贴近双手，然后起身坐直身体。反复20次左右。

腰部运动，瘦腰、强肾

通过对腰部的扭转、拉伸，达到瘦腰、强肾的效果。

1 坐在床上，双腿向前伸直，双臂平行支撑于臀部后侧，抖动双腿，使之放松。左腿弯曲跨在右腿之上，左臂抬起放在左腿膝盖上，同时身体向右后方转。然后反方向做1次。反复做10~15次。

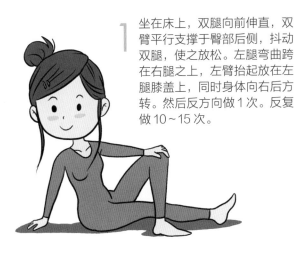

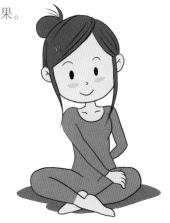

2 盘坐在床上，右臂在身前、左臂在身后展开，然后将左臂自左侧盘于腰后，右手抱住左膝。然后反方向做1次。反复做10~15次。

甲亢、甲减患者如何备孕

扫一扫，听音频

请问甲亢、甲减患者能怀孕吗？

请问甲亢、甲减孕妈妈要注意些什么呢？

孕前甲状腺功能筛查不可少

甲状腺是人体的一个内分泌器官，位于喉结下方 2~3 厘米的地方，自己就能摸到。其主要功能是促进生长，调节能量代谢，帮助胚胎发育。

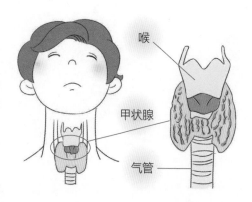

喉

甲状腺

气管

甲状腺功能异常的女性怀孕概率比正常女性低，但现在有很多理想的治疗方法，包括药物和手术等，如果能及时诊断、有效治疗，使得各项指标达标之后，甲状腺功能异常的女性也可以正常怀孕。甲亢、甲减都是甲状腺功能异常，简单理解就是：甲亢，是体内甲状腺激素多了；甲减，是体内甲状腺激素少了。

所以，孕前进行甲状腺功能筛查非常重要，尤其是高危人群：甲亢、甲减或甲状腺叶切除人群，有甲状腺疾病家族史人群，甲状腺自身抗体阳性人群等，更有必要进行甲状腺功能筛查。

有效治疗可平稳甲状腺激素水平

甲减：一般采用优甲乐或雷替斯治疗，将甲状腺激素水平恢复到正常状态，从而恢复正常月经，增加自然妊娠率。

甲亢：如果经过1~2年规律治疗，用最小剂量的他巴唑（5毫克/天）或丙硫氧嘧啶（50毫克/天）维持半年以上甲状腺功能正常值，停药后半年到一年内没有复发，可以妊娠。如果甲亢控制不理想，用最小剂量维持时病情反复，或者甲状腺明显肿大、突眼严重，建议采用手术或放射碘治疗，半年到一年内甲状腺功能正常后再妊娠。

甲状腺疾病患者孕育过程中需要注意的

怀孕前：

1.咨询医生，保持病情稳定。

2.接受过放射性碘治疗，半年内不宜怀孕。

怀孕中：

1.甲亢患者宜减少抗甲状腺药的用量。甲亢患者忌中途停药，病情好转也不能随意停止用药。

2.甲减患者需维持治疗，带药怀孕。照常服用甲状腺激素，稳定病情，避免流产或早产。

分娩后：

1.记得检查是否有新生儿呆小症。

2.甲状腺药物照常服用，定期检查。

3.亚临床甲减孕妈妈分娩后需要复查，否则易导致产后甲状腺炎。

 甲减孕妈妈补碘盐同时定期摄入含碘高的食物

患有妊娠期甲减的孕妈妈体内甲状腺激素低于正常水平，同时，由于孕期机体循环血量增加、胎盘激素水平变化，需要合成的甲状腺激素比孕前要多很多，碘元素是甲状腺合成甲状腺激素的必需元素，所以，补充足量的碘十分重要。除了服用必要的碘制剂之外，日常饮食中要用碘盐，还应增加含碘量较高的食物，如海带、紫菜、海鱼、贝类等。但值得注意的是，有些孕妈妈甲减的原因是碘过量，这样就需要控制碘的摄入了，所以应该检查体内的碘水平，分情况调理。

网络点击率超高的问答

专题

服用紧急避孕药后的宝宝能要吗？

马大夫回复：一般情况下可遵循"全或无"定律，解释为"不是生存，就是死亡"。定律是这么说的：若用药是在孕4周内（从末次月经第一天开始往后数28天的时间内），对胎宝宝的影响或是因药物导致胚胎死亡，或胚胎不受影响，能继续正常发育。也就是说，在这一时期用药，只要胚胎不死亡，就能正常发育。但是，如果对用药的时间记忆比较模糊了，最好去医院检查，与医生或药师咨询用药可能的潜在问题。

服用叶酸后，月经会不会推迟？

马大夫回复：有的备孕女性刚开始吃叶酸，月经就跟着不规律了，经过检查后又不是怀孕。于是就想是不是吃叶酸导致月经推迟呢？其实吃叶酸是不会影响月经的。

女性如果出现月经推迟，首先需要用早孕试纸检查是否怀孕，排除怀孕可能后，应考虑是月经不调的情况，查找引起月经不调的原因。此外，对于备孕女性或孕早期女性来说，补充叶酸是必要的。

不小心吃了感冒药，这个孩子还能要吗？

马大夫回复：首先要明确的是，吃药不一定会造成胎儿畸形，因为胎儿到底会不会受影响，与感冒药的成分、剂量、服用时间等有关系，可咨询医生。如果服药剂量小、时间短、药性温和，可先跟踪胎儿的发育情况，再决定是否继续妊娠。不能因为"莫须有"的罪名而随意终止妊娠。

饮酒后发现怀孕了，怎么办？

马大夫回复：长期饮酒是不利于胎宝宝的生长发育的，可能导致胎儿酒精综合征，但是如果偶尔一次少量饮酒则不必过于纠结，产检的时候将情况告知医生，但一定要做好后续的相关检查，尤其是排畸检查。怀孕期间应该尽量避免酒精，酒精没有安全摄入量，喝得越多，胎儿致畸的风险就越大。

PART

2

孕1月（孕1~4周）
横看竖看都不像孕妇，
但的确怀上了

孕妈妈和胎宝宝的变化

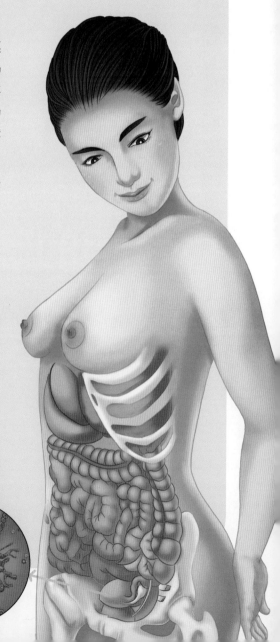

妈妈的身体：
微微感觉到小生命的萌发

子宫 鸡蛋大小，和孕前一致

　　子宫大小和怀孕前相同。但是子宫内膜变得柔软，且子宫壁厚度也增加了。孕妈妈还是没有发现自己已经怀孕了，但是基础体温从排卵开始就出现轻度增高。有些孕妈妈会觉得燥热、困乏、没精神，会以为是月经快来了或是感冒了。

肚子里的胎宝宝：
细胞分裂的同时在子宫着床

身长 0.5~1厘米 　 体重 1克

　　卵子和精子相遇受精是从月经第一天算起的第2周左右。受精后，受精卵持续细胞分裂，慢慢长大的同时从输卵管移至子宫，在3周左右，受精卵到达子宫内膜着床，至8周止，这段时间就是我们所说的"胚芽"，还没有形成正式的"胎儿"。

6 个信号提醒你，可能怀孕了

"大姨妈"迟到一周以上

如果你月经周期一贯稳定、准确、规律，突然晚了一周还没来，加上近期有过同房的事实，这就应当引起你的高度警惕了，这个时候，你极有可能怀孕了。但也不能因此下定论，因为也有环境变化或精神刺激因素引起月经推迟的可能。

乳房出现变化

怀孕后乳房变化很像月经前期的变化，而且更加明显。一般乳房在怀孕4~6周后开始增大并变得更加敏感，乳头、乳晕颜色加深，乳晕上细小的孔腺变大。

体温持续轻度增高

一般来说，排卵前基础体温较低，排卵后基础体温会升高，并且会持续下去。如果体温升高状态持续3周以上，基本上就可以确定为怀孕了。

总是犯困、感觉疲乏

如果你一向精力充沛却突然很容易劳累、疲倦，睡眠也有所增加，也有可能是怀孕后体内激素的变化造成的。

排尿增多了

尿频主要是因为怀孕时体内的血液以及其他液体量增加，导致更多的液体经过肾处理排入膀胱成为尿液。随着孕期的推进，不断长大的胎宝宝会给膀胱施加更大的压力，孕早期的尿频症状可能会持续下去。

恶心呕吐，对气味敏感

如果你突然对某种气味变得敏感，比如炒菜的油烟味、汽车的汽油味、香水味等，甚至看到某种食物会感到恶心，出现呕吐，你也应该想到是不是怀孕了。

 怀孕和感冒不要傻傻分不清

怀孕初期，一些征兆有些像感冒，如体温升高、头痛、精神疲乏、脸色发黄等，这时候，还会感觉特别怕冷，很容易让没有经验的孕妈妈当成是感冒来治疗。如果打针、吃药，对胎宝宝可能会有伤害。因此，备孕的女性要时刻提醒自己有可能怀孕，需要用药的时候要想到这个问题，以免错误用药。

早孕试纸验孕最简单

早孕试纸准吗

一向规律的"大姨妈"突然迟到了，你怀疑自己是否怀孕，不妨用早孕试纸做个初步验证。一般来说，如果是自己在家里做测试，测试结果准确率能达到50%～90%。如果是在医生指导下做测试，根据说明正确使用试纸，测试准确率则接近100%。

怀孕多久能测出来

早孕试纸其实就是利用尿液中所含的HCG（人绒毛膜促性腺激素）进行检查，HCG是怀孕后女性体内分泌的一种激素，这种激素存在于尿液及血液中。一般的验孕棒或早孕试纸就是利用装置内的单株及多株HCG抗体与尿液中的抗原结合呈现一定的反应，从而判定怀孕与否。因此要想知道早孕试纸多久能验出怀孕，就必须先了解怀孕之后，多久才会产生HCG。

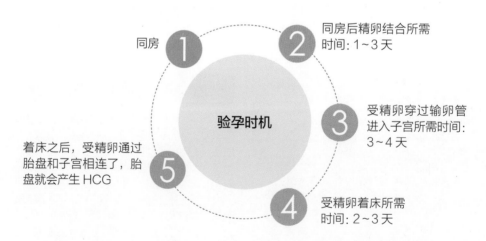

由此可见，最早在受精后大概7天尿液中才会有HCG，但这时浓度很低，不易测出，至少再等2～3天，也就是受精后10天，HCG浓度高一点才能测出来。如果排卵时间和着床时间都推迟了，那么可能需要14天左右才能测出怀孕。

建议：同房后10～14天检测一次。

如何提高早孕试纸的准确性

1 在进行测试前必须仔细阅读使用说明，按照说明的步骤使用。

2 使用前将试剂条和尿液标本恢复至室温（20～30℃）。

3 从原包装铝箔袋中取出试剂条，应在1小时内尽快使用。

4 将试纸条按箭头方向插入尿液标本中，注意尿液液面不能超过试纸条的标记线。

5 约5秒后取出平放，30秒至5分钟内观察结果。

6 测试结果应在3分钟时读取，10分钟后判定无效。

早孕试纸最好验晨尿

早晨和晚间用早孕试纸可能对结果有一定影响。一般，晨尿液中HCG值最高，所以许多早孕试纸的说明书也都建议采用晨尿检测。

用早孕试纸测试晨尿，如果是一条红线，证明没有怀孕；如果是两条红线，颜色一样深的话，说明是怀孕了。

马大夫提醒 **留尿前尽量别喝水**

如果检测前大量喝水，可导致尿液被稀释，即使受孕时间较长也可能出现比较浅的条带甚至检测不出来。因此，在家里检测应避免在检测前大量喝水，以免出现假阴性。

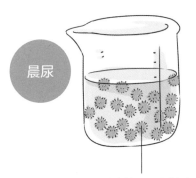

晨尿

HCG：晨尿中的HCG浓度才够

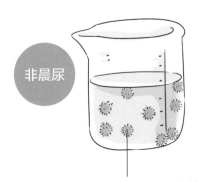

非晨尿

HCG：非晨尿中HCG浓度较低

怎么判定早孕试纸的结果

在试纸条上，大家可以看到 C 和 T 两个字母，只要知道这两个字母的意思就能明白各种结果的含义。C 是 "control" 的缩写，意为质控。T 是 "test" 的缩写，意为检测。只有当质控合格时，检测结果才有意义。

如果测定时，C 对应的条带没有出现，说明质控不合格，可能是试纸条过期或操作有误，T 无论是否出现条带都没有意义。

如果有 C 条带，T 没有条带，说明本次检测结果为阴性，提示未怀孕或还未到检出时间，可以过几日再测。如果同时出现 C 条带和 T 条带，则提示怀孕。

但是，极个别情况会出现假阳性的结果，例如有血液污染或者尿中含有蛋白，也可能是某些药物的干扰。假阳性的结果并不代表你已经怀孕。无论如何，出现阳性结果应及时到医院及进一步就诊。

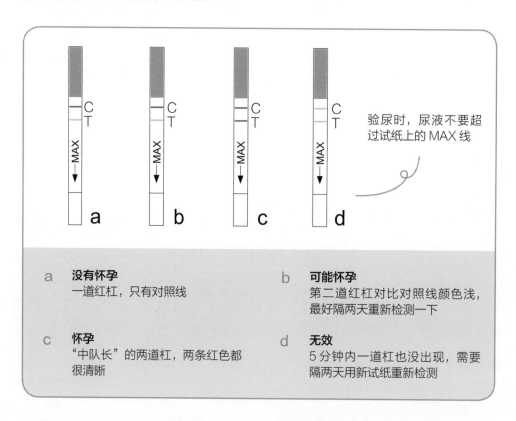

a	**没有怀孕** 一道红杠，只有对照线	b	**可能怀孕** 第二道红杠对比对照线颜色浅，最好隔两天重新检测一下
c	**怀孕** "中队长"的两道杠，两条红色都很清晰	d	**无效** 5 分钟内一道杠也没出现，需要隔两天用新试纸重新检测

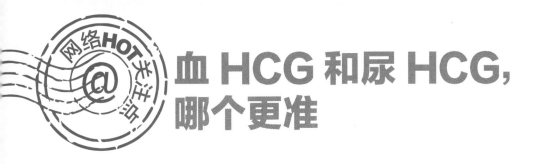

血 HCG 和尿 HCG,哪个更准

权威解读 》《妇产科学第 8 版（妊娠生理）》

关于 HCG（人绒毛膜促性腺激素）

受精后第 6 日滋养细胞开始分泌微量 HCG，在受精后 10 日可自母亲血清中测出，成为诊断早孕的最敏感方法。着床后的 10 周血清 HCG 浓度达高峰，持续约 10 日迅速下降，至妊娠中晚期血清浓度仅为峰值的 10%，产后 2 周内消失。

和尿检相比，血 HCG 更准确

完整的 HCG 是由胎盘绒毛膜的合体滋养层产生的，HCG 能刺激人体产生黄体酮，HCG 和黄体酮协同作用，保护胚胎并使其获得养分。受精卵着床后，滋养层细胞分泌 HCG，进入血中和尿中。测定尿液或血液中的 HCG 含量能协助诊断怀孕。尿检一般自行检测，通过早孕试纸测定晨尿即可（也可以去医院做）。血液定量检查 HCG 值，比早孕试纸更准确，医院常常抽血检测 HCG 以确定是否怀孕。

什么情况下需要做血 HCG 检测

该项检查不是所有人都需要做的。

✅ 有的女性怀孕初期 HCG 比较低，用试纸测出的线条颜色比较浅，无法判断是否怀孕。此时，建议去医院验血，通过分析血 HCG 和黄体酮来判断是否怀孕。

✅ 有过流产史、不易受孕的女性需要做这项检查，特别是如果有阴道出血、腹痛等不适现象的，更应该做。根据这项指标判断胎宝宝发育情况。

血 HCG 的含量不受进食影响，什么时候都可以检查，不需要空腹。

❌ 以前没有过自然流产史、宫外孕史，现在也没有腹痛、阴道出血等症状，如果通过尿检就能确认怀孕，可以不必再抽血验孕了。

如何根据 HCG 数据判断胚胎是否正常

HCG 在妊娠的前 10 周上升很快，达到顶峰后，持续约 10 天后开始下降。怀孕早期 HCG 的参考值如下：

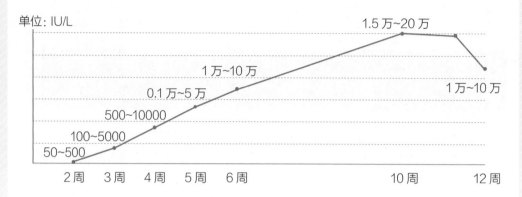

单位：IU/L

1.5 万~20 万

1 万~10 万

1 万~10 万

0.1 万~5 万

500~10000

100~5000

50~500

2 周　3 周　4 周　5 周　6 周　　　　10 周　　12 周

教你看懂 HCG 检测单

孕酮（黄体酮）（P）：
是由卵巢黄体分泌的一种天然孕激素，在体内对雌激素激发过的子宫内膜有显著形态学影响，是维持妊娠所必需的。

28.18ng/ml：
根据这个数值和后面的参考值对比可以得知，此时处于黄体期。黄体酮水平如果偏低，同时伴随 HCG 水平下降，出现阴道出血、腹痛，说明可能出现胚胎停育的情况。

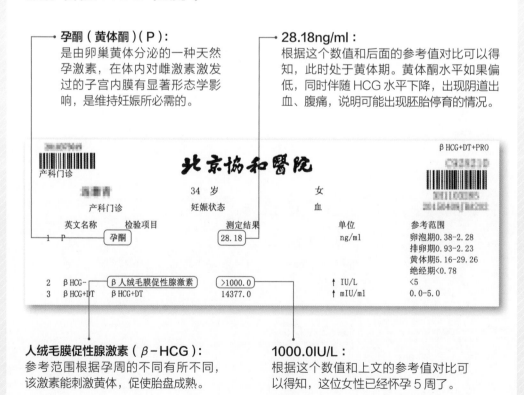

人绒毛膜促性腺激素（β-HCG）：
参考范围根据孕周的不同有所不同，该激素能刺激黄体，促使胎盘成熟。

1000.0IU/L：
根据这个数值和上文的参考值对比可以得知，这位女性已经怀孕 5 周了。

孕期开始，
打造无污染的居室环境

居室环境的好坏关系到母胎健康

孕妈妈很多时间是在居室中度过的，所以居住环境的好坏不但关系到孕妈妈个人的健康问题，还关系到胎宝宝能否健康成长。因此，孕妈妈和准爸爸要一起努力创造良好的居室环境。

关注居室的亮度、湿度和声音

居室布局要舒适明亮

孕妈妈的房间不一定要很大、很宽敞，但布局要科学合理，房间的整体布局应舒适明亮。色彩亮丽的环保材料是不错的选择，房间要收拾得干净整洁，家具的摆放位置也要合适。这样孕妈妈生活在其中自然会感到心情愉悦，也有利于胎宝宝的生长。居室内如果色彩灰暗、凌乱，孕妈妈会感到压抑和不快。

居室要安静

居室中如果噪声太大，会干扰孕妈妈的心绪，使孕妈妈的听力下降，还会让胎宝宝感到不安，影响胎宝宝脑功能的发育。因此，居室内最好保持安静。

如果房子是临街的，最好早早做好隔音准备，可以换隔音效果比较好的窗户。

不过，家里也不要太过安静，孕妈妈会感到孤独，胎宝宝也会失去听觉刺激。平时可以在家里播放一些优美的音乐，将音量控制在最大音量的 1/4～1/3 即可。

居室的温度与湿度要适宜

家里温度最好保持在 22～24℃，太高或太低对孕妈妈都不好。太高容易使人烦躁不安、无精打采、头昏脑沉，太低可能使孕妈妈着凉、感冒。

湿度保持在 50%～60% 比较好，既不会因湿度太大而引起关节疼痛，也不会因湿度太低而使孕妈妈感到口干舌燥、上火。

 保持室内湿度的方法

1. 在特别潮湿的季节，要经常开门、开窗换气来消除室内湿气。如有必要，可以买一个干燥机来除被褥、衣服的潮气。

2. 北方的冬季气候干燥，暖气设备会使室内更加干燥。可以在室内放一盆干净的清水，在暖气片上放一条湿毛巾来增加空气湿度。还可以用加湿器，但加湿器不要摆放在床头，里面的水要常更换，同时要定期清洗。

算一算，大概在哪天见到宝宝

怎么推算预产期

确定怀孕了，孕妈妈最想知道的就是宝宝何时出生。根据预产期预算法则，从最后一次月经的首日开始往后推算，怀孕期为40周，每4周计为1个月，共10个月。

计算预产期月份

月份 = 末次月经月份 – 3（相当于第2年的月份）或 + 9（相当于本年的月份）

例如：末次月经日期是2017年12月，预产期就应该是2018年9月。

预产期日期的计算

日期 = 末次月经日期 + 7（如果得数超过30，减去30以后得出的数字就是预产期的日期，月份则延后1个月）

例如：末次月经日期是2017年12月15日，所以预产期就应该是2018年9月22日。

预产期并不是真正的分娩日期

预产期不是精确的分娩日期，只是个大概的时间。实际上，很少有孕妈妈在预产期那一天分娩，所以不要把预产期这一天看得过重。在孕37~42周出生都是正常的，80%~90%的孕妈妈都在这个时间段内分娩。

虽然并不是说预产期这个日子肯定生，但计算好预产期可以知晓宝宝安全出生的时间范围。进入孕37周后应随时做好分娩准备，但不要过于焦虑，如果到了41周还没有分娩征兆，应到医院就诊，可在医生指导下开始催产。

马大夫提醒 没记住末次月经日期，用B超推算预产期

一般情况下孕周和预产期都是按末次月经算的，如果末次月经没记住或平时月经不准，可以根据孕早期的B超结果推算孕周。我坐诊的时候，也遇到不少没记住末次月经的孕妈妈，根据B超结果大都推算出了孕周和预产期。

养胎饮食
让受精卵顺利着床怎么吃

此时不需要太多营养，不用特别补

有的孕妈妈刚一得知怀孕的消息，家里就开始迫不及待地给补营养。孕期饮食非常重要，摄入的营养不仅为孕妈妈自身提供所需的养分，还为胎宝宝的发育提供营养，毫无疑问，孕妈妈需要比平时消耗更多的热量，需要更多的营养。但是怀孕初期的 3 个月，所需营养与平时相差不多，如果孕前饮食均衡，孕妈妈自身的营养储备即可满足需要，不需要特别补充营养。

坚持健康的饮食计划

怀孕第 1 个月，完全可以延续之前的饮食习惯。现在生活条件好，食物种类丰富，孕妈妈只要平时饮食不过分挑食、偏食，各种食物都吃点，全面摄入营养，就能够满足孕早期胎儿发育了。

孕前饮食不规律的现在要纠正

好的饮食习惯是保证母胎健康的基础，如果怀孕之前饮食习惯很不好，不按时按点、饥一顿饱一顿、不吃早餐，那么在孕期就要刻意调整了，否则不仅容易造成自己肠胃不适和营养不良，还会影响胎宝宝的生长发育。

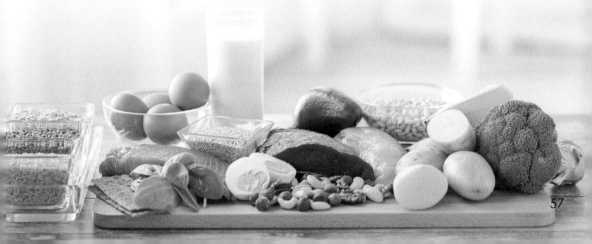

持续补叶酸，每天达到 600 微克

叶酸的补充并不能仅限于孕前，孕期补充叶酸也非常重要，特别是孕早期，此时正是受精卵发育分化的关键阶段，神经系统的分化也始于孕早期。如果缺乏叶酸，胎宝宝发生神经管畸形的可能性大大增加。

孕妈妈对叶酸的需求量比正常人高，每日需要约 600 微克才能满足胎宝宝生长需求和自身需要。平时可以增加富含叶酸的食物，如芦笋、西蓝花、菠菜等，同时合理服用叶酸片。

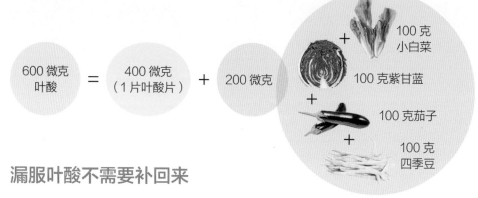

600 微克叶酸 = 400 微克（1 片叶酸片）+ 200 微克 + 100 克小白菜 + 100 克紫甘蓝 + 100 克茄子 + 100 克四季豆

漏服叶酸不需要补回来

叶酸是水溶性维生素，在人体内存留时间较短，一天后体内水平就会降低，因此孕妈妈必须天天服用叶酸片。但如果漏服了，也没有必要补服。

每天增加 110 微克碘的摄入量

孕妈妈如果碘摄入不足，所生成的甲状腺激素无法满足胎宝宝的需要，会影响胎宝宝的发育，严重的会损害胎宝宝的神经系统。

如果孕妈妈没有甲亢、高碘血症等甲状腺疾病，建议孕妈妈食用碘盐，同时每周吃 1~2 次海带等含碘高的海产品。但也不要过量食用，每天摄入碘 230 微克就够了，即在以前 120 微克的基础上再加 110 微克。

230 微克碘 = 6 克碘盐 + 100 克鲜海带

 马大夫提醒

缓解孕早期疲劳的 4 个方法

1. 增加碱性食物的摄取量，孕妈妈可吃些能够缓解疲劳的碱性食物，如紫甘蓝、菜花、芹菜、莜麦菜、萝卜缨、小白菜等。

2. 钙质是压力缓解剂，多食乳类及乳制品、豆类及豆制品、海产品等，可以中和体内的酸性物质（乳酸），以缓解疲劳。

3. 多食一些干果坚果，如红枣、花生、杏仁、腰果、核桃等，缓解疲劳的功效也较好。

4. 增加富含 ω-3 脂肪酸的鱼类，尤其是海鱼，如鲭鱼、鲑鱼、银鱼和鲱鱼等。但要注意，这些鱼应来自无污染或少污染的海域。

孕期营养厨房

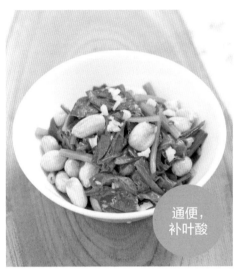

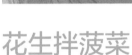
通便，补叶酸

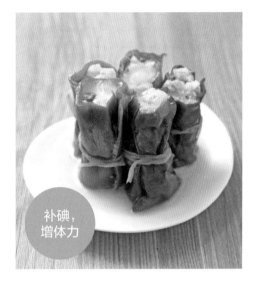
补碘，增体力

花生拌菠菜

材料 菠菜250克，熟花生米50克。

调料 姜末、蒜末、盐、醋各3克，香油少许。

做法

1. 菠菜洗净，焯熟捞出，过凉，切段。

2. 将菠菜段、花生米、姜末、蒜末、盐、醋、香油拌匀即可。

功效速查 这道菜将菠菜和花生搭配起来，既含叶酸，又含一定油脂，补叶酸、通便效果好。

海带肉卷

材料 泡发海带100克，肉馅100克，豆腐、鲜香菇各50克。

调料 盐3克，酱油、水淀粉、淀粉各10克，葱末、姜末、香油、香菜梗各2克。

做法

1. 泡发海带洗净，切大片；鲜香菇洗净，切粒；豆腐碾碎，加肉馅、葱末、姜末、香菇粒，放酱油、盐、水淀粉、香油调味；香菜梗稍烫。

2. 将海带铺平，撒淀粉，酿上肉馅卷成卷，扎上烫好的香菜梗，上笼蒸熟，将原汁勾芡浇在上面即可。

功效速查 海带富含碘、可溶性膳食纤维，不仅能为孕妈妈补充碘，还能降低胆固醇。

孕期哪些营养素要加量

营养素	孕前	孕期
蛋白质	55 克	孕早期 55 克
		孕中期 70 克
		孕晚期 85 克
叶酸	400 微克	600 微克
维生素 A	700 微克	孕早期 700 微克
		孕中、晚期 770 微克
维生素 B_1	1.2 毫克	孕早期 1.2 毫克
		孕中期 1.4 毫克
		孕晚期 1.5 毫克
维生素 B_2	1.2 毫克	孕早期 1.2 毫克
		孕中期 1.4 毫克
		孕晚期 1.5 毫克
钙	800 毫克	孕早期 800 毫克
		孕中、晚期 1000 毫克
铁	20 毫克	孕早期 20 毫克
		孕中期 24 毫克
		孕晚期 29 毫克
碘	120 微克	230 微克
锌	7.5 毫克	9.5 毫克

注：数据来源于《中国居民膳食营养素参考摄入量速查手册 2013》。

每天胎教 10 分钟

实施胎教需要注意的事儿

胎教越来越受到年轻父母的重视，这是一件好事，但是实施胎教的时候可能会出现一些问题，所以需要注意以下两个方面：

1 胎教强调从孕前就要开始

科学研究显示，要使得精子质量最佳，孕育出健康的后代，那么胎教需要在孕前就开始。女性子宫内的温度、压力决定着胎宝宝的生长环境。良好的环境也需要提前创造。因此，夫妻二人从决定要宝宝开始，就应该为了给宝宝最棒的遗传基因而做出身心上的改善。

2 依据胎宝宝的发育进行胎教

从胚胎形成到婴儿出生，胎宝宝各阶段器官的发育是不同的，应根据胎宝宝的发育状况有针对性地进行胎教，才能达到最理想的效果，否则很可能适得其反。

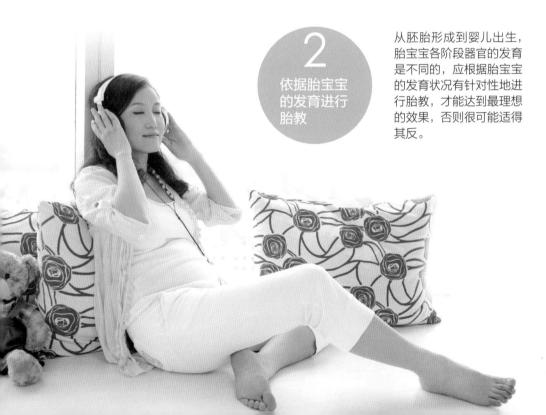

1 排除不必要的担心

妊娠会给孕妈妈增添许多烦恼，如担心胎宝宝的发育、性别，担心分娩疼痛、难产，担心产后无奶、体形变化等。其实，心理学家说，人生只有三件事，自己的事、别人的事和老天的事，大家需要做的是管好自己的事儿，少管别人的事儿，不管老天的事儿。孕妈妈要知道什么是可以做的，比如上孕妇学校、做好孕期保健、合理饮食、规律运动；什么是必须接受的，如早孕反应、水肿、分娩不适等。从内心上接受怀孕带来的喜悦与不适，将怀孕当成一次升华的过程，其他力所不能及的事就不要过于操心了。

让孕妈妈快乐起来的胎教方法

情绪胎教的目的就是让自己快乐，孕妈妈可以做一些能够愉悦心情的事情，例如改善生活环境、和知心朋友聊天、做适度的运动，甚至进行短途的旅行等。

当然，生活中难免会遇到不如意的事情，它们会影响孕妈妈的心情。如果出现这种情况，孕妈妈不要苦闷，试着采用右侧的方法，调节心情。

2 尽快转移不良情绪

当孕妈妈在生活中遭遇挫折或者不愉快的事情时，可以通过转移注意力的方式自我宣泄。离开让你感觉不愉快的地方，或做另外一件能够让你开心的事，如听听音乐，欣赏山水风景画册，出去散步等，也可以向密友倾诉，写日记或找同样处境的人交谈，用这些事将不良情绪转移掉。

3 寄情于艺术欣赏

艺术给人以美的享受，能够使人精神放松、变得充实，从而使人的心情保持愉悦。孕妈妈应该多接触艺术，例如阅读文笔生动、优美的小说、散文或诗歌，欣赏表现爱与美的绘画作品，看诙谐幽默的影视作品，或者听优美、柔和的乐曲。

4 提醒法

要时时告诫自己不要生气、不要着急、不要烦恼、不要悲伤，宝宝和我在一起，我不是一个人，我要坚强一点、宽容一点。

健康孕动 宜缓慢、轻柔

孕1月运动原则

☆ 在怀孕早期，要避免过于剧烈的运动。

☆ 运动方式以缓慢为主，尽可能使身体处于温和舒服的状态。

☆ 在天气过热、过冷、潮湿的时候，最好暂停运动。

☆ 运动时穿着舒适的衣服。

☆ 运动前要排空尿。

金刚坐：让孕妈妈心情好、胎宝宝舒适

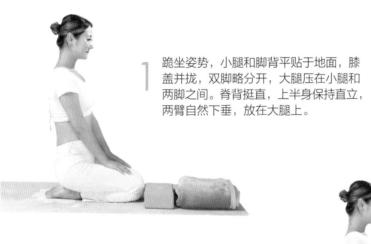

1 跪坐姿势，小腿和脚背平贴于地面，膝盖并拢，双脚略分开，大腿压在小腿和两脚之间。脊背挺直，上半身保持直立，两臂自然下垂，放在大腿上。

2 起身，呈跪立状态，并打开双膝与肩同宽，踮起脚尖，保持3~5秒，同时做一个深呼吸。跪立时，上身尽量放松，主要锻炼肩膀及胸部的力量，注意收紧下巴，腰背挺直。可以在脚踝下方垫毯子，缓解足背、脚踝的压力。

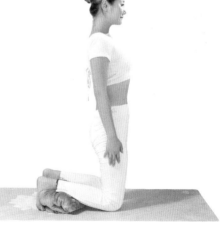

3 慢慢将臀部坐回到双脚上。在最终的金刚坐上保持1分钟或者更久的时间。

乙肝病毒携带者要宝宝应关注哪些问题

我是乙肝携带者，传染给婴儿的风险高吗？

抗病毒药对胎儿有影响吗？

乙肝病毒携带者可以怀孕

乙肝病毒携带者当然可以要宝宝！根据具体病情选择恰当的时机怀孕就行了。如果肝功能正常就可以怀孕，若乙肝 DNA 测量值也在正常范围内就更好了。不过具体情况要咨询医生。

孕期应该注意这 4 点

1 孕期应定期检测肝功能，警惕黄疸、恶心、肝区疼痛等症状的发生，如出现不适要及时就医。

2 要注意休息，保持良好的心情。

3 要尽量避免药物，尤其是损肝药物。

4 要注意合理饮食，忌烟酒、浓茶、咖啡。

"乙携"怀孕有什么风险

1 乙肝病毒可以通过母婴垂直传播给新生儿。

2 怀孕时，胎宝宝的代谢产物要通过孕妈妈的肝脏进行代谢，加上自身代谢产物的排泄，会增加肝脏的负担，容易导致转氨酶升高。

3 人体凝血因子是在肝脏内合成的，肝功能异常的孕妈妈会出现凝血因子合成障碍，使分娩时出现产后出血的风险增加。病情较重的孕妈妈还会出现肝功能衰竭、肝性脑病或肝肾综合征等严重并发症。

如何避免传染给孩子

避免分娩时的传播和产后传播，对于母亲乙肝表面抗原（HBsAg）阳性的新生儿，应在出生后 12 小时内尽早注射乙肝免疫球蛋白（HBIg）和乙肝疫苗，乙肝免疫球蛋白接种剂量应≥100IU。在 1 个月和 6 个月分别接种第 2 和第 3 针乙肝疫苗。可以阻断 90% 以上的新生儿感染。

对于宫内感染，无法通过上述措施预防。现有研究证明，携带乙肝病毒的孕妈妈传染给孩子的概率与孕妈妈血中 HBV-DNA 水平相关。当 HBV-DNA≤10^6 拷贝/毫升时，宫内感染的机会很低，分娩后的阻断措施已经足够；对于 HBV-DNA≥10^7 拷贝/毫升的孕妈妈，上述措施成功率降低，需及时就诊咨询，医生可能会推荐孕晚期应用替比夫定或者替诺福韦抗病毒治疗，降低孕妈妈体内病毒的水平，可以进一步减少传染给孩子的机会。

对于产后的传播预防，保护好婴幼儿柔软的皮肤、黏膜，避免皮肤、黏膜损伤，减少血液、唾液的直接接触，如母亲伤口、血污等接触孩子破损的皮肤。其他可正常接触，如吻孩子的脸、头、手脚等。

如何知道宝宝是否被感染乙肝

新生儿出生时外周血检测结果 HBsAg 和 HBV-DNA 为阳性，可以作为宫内感染的诊断依据，羊水及脐血检测到 HBV-DNA 也有提示意义。

HBsAg 阳性的产妇分娩时，胎儿通过产道，可吞进羊水、血、阴道分泌物而引起感染，宝宝出生时血清学检测可为阴性，生后 2~4 个月有 60% 发展为 HBsAg 和（或）HBV-DNA 阳性，符合乙型肝炎的潜伏期，可考虑为产时感染。但此时的结果可能不稳定，故一般在生后 7 个月、1 岁时检测乙肝五项和 HBV-DNA 含量，若 HBsAg 和 HBV-DNA 阳性，和（或）HBeAg、抗 -HBc 及抗 -HBe 阳性，则认为肯定是被感染了。若生后 7 个月和 1 岁时乙肝五项检测结果是抗 -HBs 阳性，表示疫苗注射成功，已获得对乙肝的免疫力。

 这些乙肝女性需同医生讨论是否母乳喂养

携带乙肝病毒的妈妈，有可能通过母乳喂养把病毒传染给孩子。一般认为以下情况不适宜母乳喂养：①母乳能检测到乙肝病毒。②血 HBV-DNA 水平较高，比如 HBsAg、HBeAg 及 HBcAb 阳性（即所谓"大三阳"）的妈妈，须待孩子注射乙肝疫苗并产生表面抗体后方可喂养。

如果妈妈血液中乙肝病毒检测阴性，宝宝又注射了乙肝疫苗和乙肝免疫球蛋白，可以母乳喂养。

为了阻断乙肝的母婴传播，一些乙肝感染的妊娠女性在妊娠后期使用了抗病毒的药物治疗，由于对这些药物是否会分泌到人的乳汁中，对孩子可能会导致什么不良反应，目前均没有足够的研究资料说明，因此一般不建议母乳喂养。

网络点击率超高的问答

确定怀孕了，又见红是怎么回事儿？

马大夫回复： 有些已经怀孕的女性，到了正常月经的那天见红了，这时候不要紧张。如果发现流血很快止住了，血量又不多，这是正常的。事实上，大约20%的女性怀孕后会在孕早期有少量出血，其中绝大多数胎儿都是正常的。如果出血多，伴有腹痛症状，就需要尽快去医院就诊。

早孕试纸能测出宫外孕吗？

马大夫回复： 早孕试纸只能测出是否怀孕，但对胚胎位置是在宫内还是宫外无法判断。早孕试纸可能出现测试结果呈持续弱阳性或假阴性的情况，导致部分女性不确定自己是否怀孕，延误了确认宫外孕的时机，从而出现大出血甚至休克，严重时还会危及生命。所以，不要过分依赖早孕试纸，最有效的方法是去医院做B超检查或者HCG检查。

怀孕时吃鸡蛋会导致宝宝将来对鸡蛋过敏吗？

马大夫回复： 孕妈妈吃什么与宝宝将来是否过敏并没有因果关系。宝宝对食物过敏多与遗传倾向或孕期患病有关。鸡蛋富含优质蛋白质、卵磷脂，对胎儿大脑发育有促进作用，没有特殊情况的话，推荐孕妈妈每天吃1~2个。

我是上班族，怀孕后总是犯困，怎么办？

马大夫回复： 爱犯困是这一时期孕妈妈常有的情况，如果有条件最好想睡就睡会儿。作为职场孕妈妈，可以经常起身活动活动，或者适当进食点香蕉、牛奶提提神，因为香蕉中的钾和镁等物质有助于缓解疲乏。

PART

3

孕2月（孕5~8周）
一边享受，一边难受

孕妈妈和胎宝宝的变化

妈妈的身体：乳房变得敏感

子宫 柠檬大小，和孕前一致

　　该来月经了，可没来。基础体温已连续3周以上持续升高。很多妈妈通过上述症状觉察到自己可能怀孕了。这时，可以通过B超检查，看到宝宝藏身的"孕囊"。这段时间，乳头会变黑、变敏感。有的妈妈在5~7周就有早孕反应了。

肚子里的胎宝宝：
重要器官形成期，有心跳了

身长 2厘米　　**体重** 4克

　　本月末，胚胎胎形已定，步入胎儿阶段。这时候的宝宝是大头娃娃，头和身体一样大。心脏原形开始显现，5~7周可通过B超确认宝宝的心跳数。这段时期是宝宝集中形成身体基础器官的时期，如脑、肺、胃肠等。此外，手脚、眼睛等基础部分也开始发育。

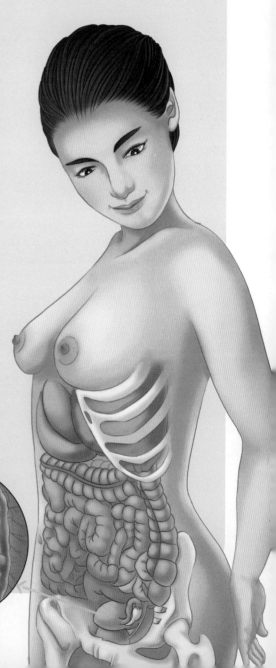

孕吐伤不起，孕妈妈如何缓解

权威解读 》《中国居民膳食指南 2016（孕期妇女膳食指南）》

即便有早孕反应，也应保证碳水化合物的摄入

怀孕早期无明显早孕反应者可继续保持孕前平衡膳食，孕吐较明显或食欲不佳的孕妇不必过分强调平衡膳食，可根据个人的饮食嗜好和口味选用清淡适口、容易消化的食物，少食多餐，尽可能地多摄入食物，特别是富含碳水化合物的谷薯类食物。

别担心，孕吐是正常的妊娠反应

大部分的孕妈妈会在怀孕 6 周左右出现食欲缺乏、轻度恶心、呕吐、头晕、疲倦等早孕症状，尤其是呕吐。孕吐，民间也称害喜，是正常的妊娠反应，一般持续到 14 周左右即可减轻或消失，也有在 18 周才慢慢减退的，甚至有的人整个孕期都伴有呕吐现象。

为什么会出现孕吐

孕吐主要与 3 方面有关：①孕妈妈体内相应激素迅速升高；②孕期嗅觉变得更灵敏；③孕妈妈肠胃蠕动减慢，运动量减少，导致消化不良。

没有孕吐正常吗

有的孕妈妈吃啥吐啥，可有的孕妈妈孕吐反应极小，甚至有的人整个孕期都不会吐，不孕吐的孕妈妈会疑虑是不是胎儿发育不好。孕吐反应是因人而异的，跟个人体质有关，有孕吐正常，无孕吐也不用担心，更不要通过有无孕吐反应去判断胎儿的发育好坏。

吐得越严重宝宝越聪明吗

民间有说法称孕妈妈吐得越严重，宝宝就越聪明，这种说法目前并没有科学依据。呕吐严重的孕妈妈，不妨把这句话当成一种激励，而没有孕吐反应的孕妈妈则不要纠结这件事。

吃啥吐啥会不会耽误胎宝宝生长

孕期有孕吐反应的孕妈妈还是占大多数的，吃啥吐啥，甚至一闻到某种气味都想吐，于是很多孕妈妈都担心会对胎宝宝发育造成影响。

孕早期，胎宝宝所需的营养很少，孕妈妈并不需要额外多吃多少东西，轻度到中度的恶心以及偶尔呕吐，不会影响宝宝的健康。但是如果出现剧吐就要加以注意了。

出现妊娠剧吐要及时就医

程度较轻的孕吐是不会影响正常妊娠的，但是也有少数孕妈妈早孕反应较重，发展为妊娠剧吐，这个时候就需要就医了。

那么什么程度的孕吐属于妊娠剧吐呢？一般来说，孕吐呈持续性，无法进食或喝水，体重消瘦特别明显，体重下降超过 2.5 千克；出现严重的电解质紊乱和严重的虚脱，甚至发生生命体征的不稳定；孕吐物除食物、黏液外，还有胆汁和咖啡色渣物。这时应及时到医院检查。

此时，一般对油腻食物较反感，所以饮食应适口、易消化、清淡少油腻。多选择汆、炖、清蒸等少油的烹调方法。

减轻呕吐的饮食策略

尽量避开让你感到恶心的东西

如果油烟、刺激气味等让你感到恶心，试着避开，随身准备一些让你有食欲的食物。

少食多餐是个好选择

最好将以前的一日三餐分成 5~6 次进食，每次少吃点，多吃几次。注意选择易消化的食物，可以让孕妈妈的胃舒服一些。

想办法让自己吃，吃自己喜欢吃的也未尝不可

孕妈妈在没有食欲的时候，不必强迫自己进食，但是不要在有食欲的时候也不敢吃。孕吐间隙只要能够进食就要大胆吃，选择自己想吃的东西吃。此时不要让自己饿肚子，对于食物选择不要

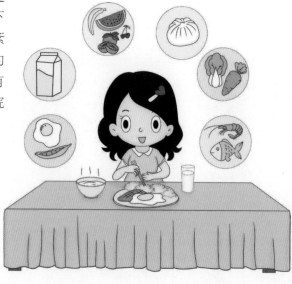

过分禁忌，即使你想吃的东西营养价值不是那么高，也比不吃好。

可缓解孕吐又有营养的食物

如果你没有特别的偏好，那么不妨选择下边这些食物，既能缓解孕吐，又富有营养。比如燕麦面包、麦片粥、杂粮粥、杂豆饭、牛奶、酸奶、水煮蛋、蒸蛋羹、馄饨、各种新鲜的蔬菜和水果等。

两餐之间补充水分

正餐时不要多喝，可随时少量喝水。不要"豪饮"，短时间内喝水更容易引发恶心。如果呕吐很频繁，可以尝试少量含有葡萄糖、盐、钾的运动饮料，这能帮助孕妈妈补充流失的电解质。

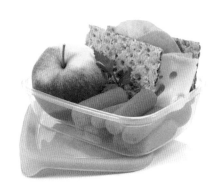

 少吃油炸、油腻食物，以免加重不适感

油炸、油腻食物不仅不好消化吸收，油脂含量过高，反而会引起孕吐反应。很多孕妈妈一闻到油烟味就会加重反应，所以饮食要清淡，烹调方法以蒸、炖、煮为好。

分散注意力，别总待在屋里

别总待在一个地方。适当工作、出去遛弯，让自己有事儿可干，忙起来就没那么多时间关注自己的孕吐了。

放松心情能减轻呕吐

孕妈妈在孕期要放松，保持良好的心态，在应对孕吐的时候做到这一点也非常重要，心事重重、疑虑担忧会让妊娠反应更加严重。

首先孕妈妈要认识到孕吐是正常现象，要从心理上接纳自己的改变，接受怀孕给自己带来的这些不适，珍惜自己目前的感受。只要孕吐在正常范围内，是不会影响胎宝宝发育的，同时要了解一些相应的科学知识，多与其他正能量的孕妈妈交流，解除心理压力，也可以多和自己的产检医生交流。

适当运动能缓解孕吐

很多孕妈妈因为吃了就吐，加上呕吐折腾而体力欠佳，总是躺在床上不想起来，这样只会加重早孕反应。要经常起来走一走，做做轻缓的运动，如户外散步、做孕妇保健操等，既能分散对于孕吐这件事的注意力，还能帮助改善恶心、倦怠等症状，有助于减轻早孕反应。

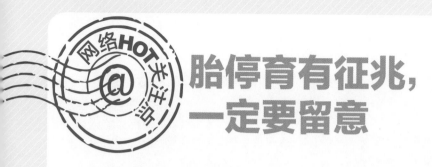

胎停育有征兆，一定要留意

出现哪些情况要警惕胎停育

如果把受精卵比喻成一颗种子，当种子无法发芽，不能继续生长时，就是胚胎停育，简称胎停育。B超检查表现为妊娠囊内胎芽或胎儿形态不整，无胎心搏动。

引起胎停育的原因有很多，常见有胚胎染色体异常，母体内分泌失调，生殖器官疾病，免疫方面的因素等。胎停育后会发生流产，表现为下腹痛、阴道不规律出血。

如果发生胎停育，早期症状可能出现阴道出血，常为暗红色血性白带，最后还可能出现下腹疼痛，直接排出胚胎的流产状况。有的人没有初期迹象，直接出现腹痛、流产，甚至有人毫无察觉，通过B超检查才发现胚胎停止发育。

如何根据胎心判断胎停育

胎心搏动就是胎儿的心跳，原始胎心管搏动一般出现在6~7周，但是如果考虑到根据末次月经计算孕周可能有误差，可将胎心出现的时间延迟2周来考量。如果有阴道流血和腹痛等异常状况，妊娠8周还没见到胎心搏动，就要引起重视了，可能是胎停育。

确定胎停育后怎么做

确诊为胎停育后，孕妈妈可以与医生讨论采取何种人工流产的方式终止妊娠。有条件的孕妈妈可以做流产绒毛细胞染色体检查。

如果就医便利，也可以先观察几天，等待胎儿自然流产（自然流产发生后要保留标本）。观察阴道出血及腹痛情况，如果出血过多、腹痛加重，要尽快前往医院，以免发生大出血，并且要做产后B超检查以确认是否完全流干净了。

可将标本送到医院做病理检查，也可以送到商业化的实验室做染色体检查，以便确认胎停育是种子的问题还是土壤的问题。

就像播下种子一样，这次播下的种子没有发芽，你会思考到底是哪里出了问题导致种子没有发芽。这样等到下次再进行种子的培育时，你会进行改善，从而避免上次出现的问题。

60%的胎停育是优胜劣汰的结果

有些孕妈妈对胎停育非常紧张，甚至觉得如果一旦发生胎停育，就说明自己没有能力留住孩子，而过分自责和内疚。其实，对于孕早期的流产，50%的原因源于胚胎染色体本身的异常，是一种自然的优胜劣汰的过程。所以，对于孕妈妈来说，对怀孕分娩这件事应该抱有一颗平常心，不要过于强求，也不要总是紧张焦虑。紧张焦虑的情绪本身对胎儿也会有不利的影响。

马大夫提醒 **和远走的胎儿做一场告别仪式**

如果出现胚胎停育，发现孩子畸形或因唐氏儿做流产等，爸爸妈妈肯定会很难过，特别是有胎动后，得而复失的悲哀特别深切而难以挣脱。家里人不妨做一个告别仪式，把胎心音、对孩子说的话和一段音乐整合到一起，将所有的家庭成员集中起来，做一个完结的仪式，这事儿就算过去了，否则可能总会想起这个远走的孩子，会一直沉浸在这种悲痛里。如果能找到专业的音乐治疗师，接受音乐治疗是最好的解决办法。

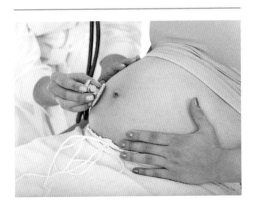

有胎停育史的孕妈妈需要注意什么

研究表明：一次胎停育不增加以后胚胎停育的风险。但是如果孕妈妈一直沉溺于胎停育的痛苦不能自拔，这种心情也会影响身体健康，不利于下一次的受孕。所以有过胎停育经历的孕妈妈一定要及时舒缓压力，这样才能为下一次的受孕做好准备！

有胎停育经历的女性，在备孕阶段就应该开始吃叶酸或复合维生素，以提高卵子质量。如果孕妈妈出现先兆流产，或者过于紧张，希望尽早判断胚胎发育的状况，可以到医院做一些相应检查，如查血HCG和黄体酮，监测胚胎的发育情况，同时保持愉快的心情和健康饮食。如果工作压力不大，也可以继续工作。

如果好几次怀孕都发生胚胎萎缩，则很有可能形成习惯性流产。夫妻应做进一步检查，看有无染色体等方面的异常情况，并且下次一定要在医生指导下进行怀孕。若不注意夫妻双方的健康状况，在尚存未治疗好的血糖问题、甲状腺问题甚至是自身免疫性疾病情况下而勉强怀孕，有时候虽能保住胎儿，但有可能造成孕妈妈发生妊娠期并发症以及胎儿的某种生理缺陷。

宫外孕，不走寻常路的受精卵

宫外孕就是受精卵安错了家

正常情况下，受精卵会在子宫壁上安营扎寨，如果由于种种原因，受精卵在从输卵管向子宫的迁移过程中，没有到达子宫就停留下来，这就是宫外孕，也叫异位妊娠。

宫外孕有什么表现

宫外孕的症状主要是停经、腹痛和阴道出血。

停经： 确认怀孕后，如果出现 HCG 值不正常，就有可能是宫外孕。

腹痛： 90% 的宫外孕会出现腹痛，常表现为严重的突发性剧痛，为撕裂样或刀割样，因为腹腔内出血刺激腹膜所致。

阴道出血： 较长时间的暗红色少量出血。

晕厥与休克： 由于腹腔内急性出血，可引起血容量减少及剧烈腹痛，轻者常有晕厥，重者出现休克。

其他症状： 宫外孕的症状常常是不典型的，有的患者还会出现恶心、呕吐、尿频尿急、面色苍白、血压下降等症状。

孕早期出现晕厥，可能是宫外孕

孕妈妈在孕早期如果出现晕厥，要小心，有可能是宫外孕，需要及时就医。

宫外孕 95% 是输卵管妊娠。当受精卵在输卵管中生长发育过大，撑破输卵管，就会造成腹腔急性大出血。如果出血过多，孕妈妈就会出现血压下降、头晕，甚至晕厥等情况。所以，当孕早期出现晕厥现象时，孕妈妈要高度警惕。

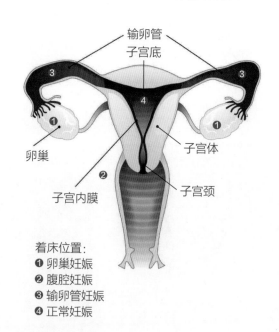

输卵管
子宫底
卵巢
子宫体
子宫内膜
子宫颈

着床位置：
❶ 卵巢妊娠
❷ 腹腔妊娠
❸ 输卵管妊娠
❹ 正常妊娠

宫外孕怎么治疗

被确诊为宫外孕后，一定要尽早治疗，治疗的方法包括药物治疗和手术治疗。药物治疗是用治疗癌症的化学药物来杀死绒毛细胞，但是与治疗癌症剂量相比，应用剂量非常低，可能引起肝、肾及血液方面不良反应的可能性也比较小。治疗成功后，患者也要定期检查，因为输卵管本来就有问题，再度发生宫外孕的概率还是比正常人高。

手术治疗分为两种：保守性治疗与根治性治疗。保守性治疗以清除宫外孕的胚胎组织为主，尽量保留输卵管的完整性；根治性治疗则是切除发生宫外孕那一侧的输卵管。

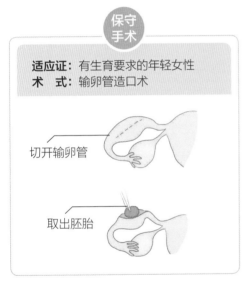

保守手术

适应证：有生育要求的年轻女性
术　式：输卵管造口术

切开输卵管

取出胚胎

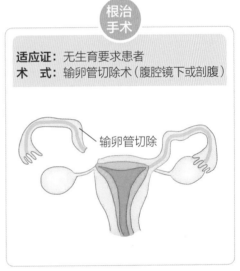

根治手术

适应证：无生育要求患者
术　式：输卵管切除术（腹腔镜下或剖腹）

输卵管切除

宫外孕后怎么备孕

宫外孕后还能不能怀孕要结合自身的情况而定，处理得当可以再次怀孕。宫外孕术后半年之内要避孕，让身体逐渐恢复，同时要经过检查确认是否具备正常怀孕的条件。有时医生会建议做输卵管造影等相关检查，确诊输卵管是否通畅，排除盆腔炎、腹膜炎等妇科炎症。

再次怀孕后，正常怀孕的概率很高，但10%的女性会再次发生宫外孕。这就是说，当发生宫外孕而切除一侧输卵管后，对侧输卵管仍有再次发生宫外孕的可能。因此，有过宫外孕史的女性如果再次妊娠，最好在怀孕50天后做一次B超检查，根据孕囊及胎儿心脏搏动所处的位置，判断是宫内妊娠还是宫外孕，以便在早期消除隐患。

孕 6~8 周，首次 B 超检查

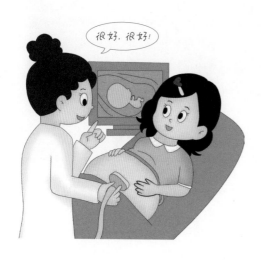

很好，很好！

B 超对胎儿是安全的

很多孕妈妈认为 B 超做得多了，对胎儿不利。实际上，B 超对胎儿来说是安全的，千万不要因为无知或有所顾虑而不去做 B 超。孕早期通过 B 超检查妊娠囊、胎心和胎芽，还能排除宫外孕。但也不用因为担心宝宝发育状况反复做 B 超，没有那个必要。

首次 B 超需要憋尿

只有孕 6~8 周的第一次 B 超需要憋尿，因为此时子宫比较小，需要使膀胱充盈才能更清楚地看到子宫内的情况。12 周之后做 B 超，不仅不需要憋尿，往往需要提前排尿，因为子宫越来越大，羊水也多了，如果膀胱里有尿，可能会影响胎儿影像的清晰度。

当然，孕妈妈如果有特殊情况，如需要检查低置胎盘的位置等，有可能需要憋尿，医生会提醒你的。

憋尿 B 超的技巧：到了医院，先去排号，等待的过程中不断喝水，到自己检查时膀胱才能充盈，最好的状态是快要憋不住尿的时候。如果你的膀胱不够充盈，会从检查室出来，继续喝水等待膀胱充盈再去做。

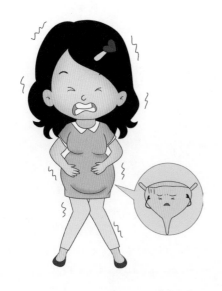

做 B 超要注意什么

穿宽松衣服：不只是做 B 超，整个孕期的检查都应该穿宽松易脱的衣服，既能节省时间，还可避免紧张而影响产检结果。

检查前不要吃易产气食物：如韭菜、萝卜、红薯等食物，进食后容易产生气体，而这些气体会影响 B 超结果，造成显像不清。

早孕 B 超的使命

早孕 B 超检查需要憋尿进行，孕妈妈要提前有所准备，对于是否空腹没有要求。早孕 B 超在确定是否怀孕的基础上，能获得更多的重要信息：

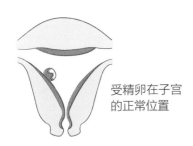

受精卵在子宫的正常位置

- 看受精卵着床的位置，有无宫外孕、葡萄胎。
- 判断妊娠位置、大小、形态，有无胎囊、胎心。
- 判断胚胎个数，是单胎还是多胎。
- 观察胚胎情况，判断有无胎停育。
- 看有无妇科并发症，比如子宫畸形、肌瘤、附件囊肿。

最佳检查时间

B 超最早在怀孕 5 周时可以看见孕囊（妊娠囊），6~7 周可见胎芽，孕 7~8 周时可见原始胎心搏动。因此，早孕 B 超在孕 10 周以内进行都行，对于月经规律的孕妈妈，最早可在怀孕 7 周时进行，因为此时可以显示胎心搏动，而胎心是宫内早孕的最有力证据。

如果刚怀上就做 B 超，很可能只看到孕囊而没有胎心、胎芽，会无端增加孕妈妈的烦恼。所以提醒孕妈妈，如果初次 B 超检测单上看见胎囊却看不见胎芽，可能是月经周期不规律或是排卵较晚，受精卵着床较晚而导致的胎芽出现晚，再过一周可能就测到了，不要过于担心。

孕期一共要做 5~6 次 B 超

孕 8 周左右第一次，明确宫内活胎；孕 12 周，测量 NT（颈项透明层）；22~24 周系统超声，俗称大排畸；孕 32 周左右做一次，最后一次通常是孕 38 周；过了预产期还没有出生，41 周左右引产之前也需要做一次超声检查。需要注意的是，怀有双胞胎的孕妈妈应至少每个月进行一次胎儿生长发育的超声评估和脐血流多普勒监测。

B 超单上应关注的数据

　　一般情况下，主要关心胎儿的几个发育指标，如双顶径、头围、腹围和股骨长度，孕晚期则主要注意羊水指数、胎盘位置、脐血流指数等指标。以下这些数值在不同的孕期会有不同的变化，医生会根据这些数值来判断胎儿是否健康，也可用于评估胎宝宝的体重。但实际上，如果孕妈妈没有合并其他疾病，宝宝生长发育也正常，看诊断结果就够了。

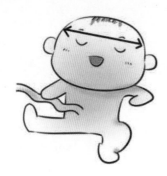

双顶径（BPD）
胎宝宝的头从左到右最长的部分

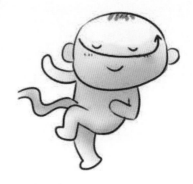

头围（HC）
胎宝宝环头一周的长度

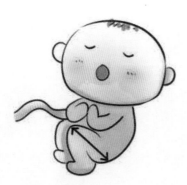

股骨长（FL）
胎宝宝大腿的长度

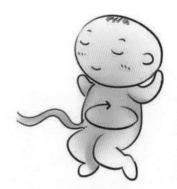

腹围（AC）
胎宝宝肚子一周的长度

职场孕妈的常见问题及对策

长期久坐

对策：

孕妈妈每隔 1 小时站起来活动下，上厕所、喝水等，如果工作繁忙离不开身，那就频繁地调整一下坐姿，尽量让腰部活动起来，适当活动脚部。

职场工间操

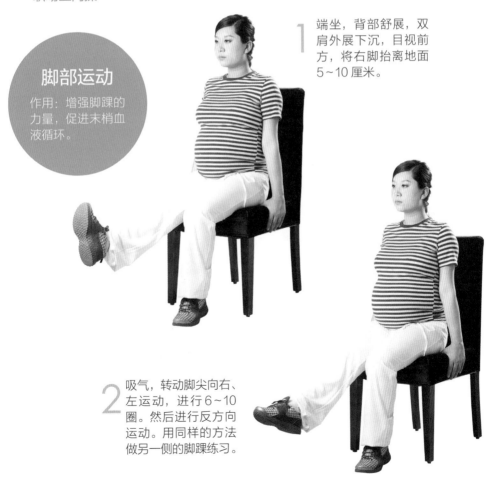

脚部运动

作用：增强脚踝的力量，促进末梢血液循环。

1 端坐，背部舒展，双肩外展下沉，目视前方，将右脚抬离地面5~10 厘米。

2 吸气，转动脚尖向右、左运动，进行 6~10 圈。然后进行反方向运动。用同样的方法做另一侧的脚踝练习。

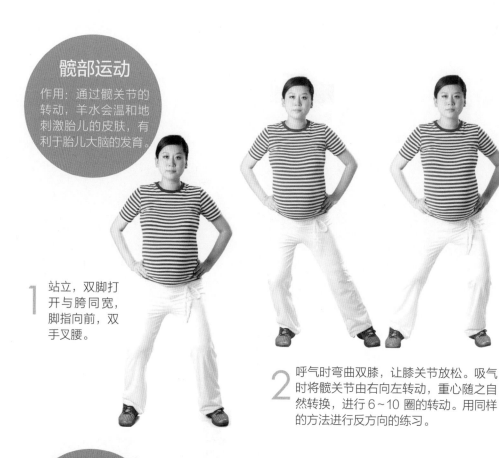

髋部运动

作用：通过髋关节的转动，羊水会温和地刺激胎儿的皮肤，有利于胎儿大脑的发育。

1 站立，双脚打开与胯同宽，脚指向前，双手叉腰。

2 呼气时弯曲双膝，让膝关节放松。吸气时将髋关节由右向左转动，重心随之自然转换，进行6~10圈的转动。用同样的方法进行反方向的练习。

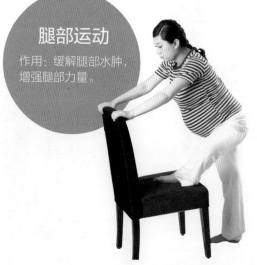
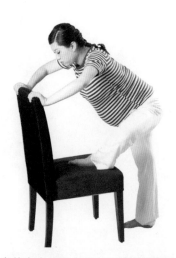

腿部运动

作用：缓解腿部水肿，增强腿部力量。

1 站立于椅子一侧，手扶椅子，左腿外搭在椅面上。

2 身体向右腿方向倾斜，同时微收腹，感觉轻微紧绷后开始伸展。整个过程正常呼吸，保持6~8秒。用同样的方式进行反方向的练习。

被动吸烟

对策：

吸烟对胎儿不好，而被动吸烟一样可怕，办公室一旦有人吸烟，决不能将就，应劝告吸烟同事前往非办公区吸烟。此外，准备一台空气净化器放在办公桌旁，并经常开窗换气。

缺少阳光

对策：

职场孕妈单纯补钙不能从根本上解决缺钙的问题，还需要接受一定的日光照射。因为如果体内维生素 D 不足，会造成钙质随尿液大量排出。而保证充足的光照是孕妈妈自身产生维生素 D 的重要条件，因此孕妈妈在午饭后可选合适的地方边散步边晒太阳。

压力大

对策：

让同事知道你怀孕的事，不要以为告诉同事自己怀孕了，会被质疑自己的工作能力，放松心情，完成能力范围以内的工作。如果孕妈妈工作压力过大，应该和公司领导申请到一些相对比较轻松的岗位，或者辞职，在家安心养胎。

吃不健康外卖

对策：

1. 和同事拼餐：职场孕妈的每日食材应该多样化，和同事拼餐就可以满足饮食多样化的需要，孕妈妈获得的营养也会均衡些。但拼餐时要多选择蒸炖的菜，少选油炸食品，同时要保证鱼、禽、蛋、瘦肉和奶的摄入。

2. 自带午餐：不要带剩饭菜，剩饭菜容易滋生细菌，不利于孕妈妈和胎儿的健康。一定要带早上现做的新鲜食物，拿到单位以后马上放入冰箱；尽量不选择绿叶蔬菜，叶菜闷在饭盒里，口感容易变差，也易产生致癌的亚硝酸盐，可以选择豆角、茄子、南瓜、薯类等食材；自带午餐一般品种较少，孕妈妈要注意菜品的混搭，选择多食材菜品，尽量避免单一食材的菜品，主食可以是豆饭或薯类，鱼类、海鲜等容易腐败变质的食物尽量不带。

3. 选择自助餐：职场孕妈如在外就餐可以选择自助餐，自助餐的优点是菜式比较丰富。从食材多样性的角度讲，自助餐是完全可以实现的，但是在吃自助餐时还需要掌握一些搭配技巧。品种上要荤素搭配，蔬菜、水果、鱼、肉类等都尽量摄取到，还要注意减少油炸、烧烤类食物的摄入，也不要吃得过饱，以免热量过剩。

养胎饮食
清淡不油腻，注意缓解呕吐

避免油腻食物

油腻食物最容易引起孕妈妈的恶心或呕吐，而且需要较长的时间才能消化，因此要避免吃油腻的食物，蔬菜、菌菇等食物在烹调过程中也要注意少油少盐，越清淡越能激发孕妈妈的食欲。

蛋白质不必加量，但要保证质量

怀孕2个月已经出现了胎心、胎囊，胎宝宝的成长需要足够的蛋白质。此时孕妈妈所需的蛋白质不必增加数量，跟孕前一致即可，每天55克，但要保证质量。鱼虾类、去皮禽肉、瘦肉、蛋类、乳类、大豆及豆制品都是优质蛋白质的良好来源。

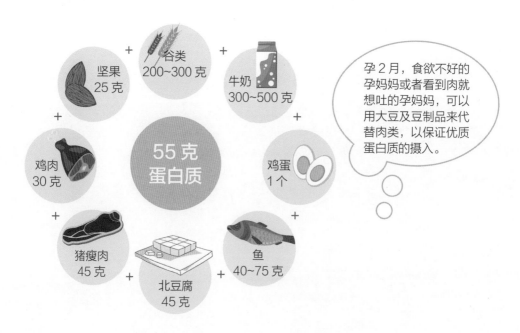

坚果
25克

谷类
200~300克

牛奶
300~500克

鸡肉
30克

55克
蛋白质

鸡蛋
1个

猪瘦肉
45克

北豆腐
45克

鱼
40~75克

孕2月，食欲不好的孕妈妈或者看到肉就想吐的孕妈妈，可以用大豆及豆制品来代替肉类，以保证优质蛋白质的摄入。

偏爱酸味食物并不奇怪

很多孕妈妈都会偏爱吃些酸味食物，觉得吃完舒服些，这可能是因为酸味食物能提升食欲、促进消化。喜欢吃酸味的孕妈妈，最好选择既有酸味又能加强营养的天然食物，比如番茄、樱桃、杨梅、橘子、酸枣、青苹果等，不宜吃酸菜等腌制食品，因为腌制食品中的营养成分很低，致癌物质亚硝酸盐含量较高，过多食用对母胎均不利。

早餐吃固体食物能减少干呕

有早孕反应的人，一般晨起呕吐严重，而固体食物如馒头、饼干、烧饼、面包片等，可缓解孕吐反应。不断呕吐会造成体液丢失过多，要注意补充水分，但是固体食物和液体食物最好不要同食，汤和水在两餐之间饮用。

 体重下降该怎么吃

孕妈妈的体重情况如果参考体重管理明显偏低的话，孕妈妈就要加强营养，以免造成营养不良，影响胎宝宝的健康发育。

如果孕妈妈食量较小，平时可以减少蔬果的摄入，增加谷薯类和肉蛋奶类的摄入，这样可以提供母胎所需的热量，保证胎宝宝健康成长。

增加 B 族维生素可减轻孕吐反应

B 族维生素可以有效改善孕吐，维生素 B_6 有直接的镇吐效果，维生素 B_1 可改善胃肠道功能，缓解早孕反应。除了服用复合维生素制剂补充外，尤其要注重膳食补充，鸡肉、鱼肉、鸡蛋等都是维生素 B_6 的好来源。

补充碳水化合物，避免酮症酸中毒

孕吐严重，甚至影响进食的时候，也要保证碳水化合物的摄入，以供给大脑所需，否则容易发生酮症酸中毒。每天至少保证 130 克碳水化合物（谷类粮食至少 150克）的摄入，选择易消化的米、面、饼干等，各种薯类、根茎类蔬菜和水果中也富含碳水化合物，孕妈妈可以根据自己的口味和喜好加以选择。

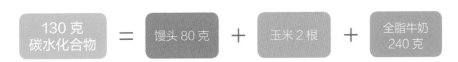

孕期营养厨房

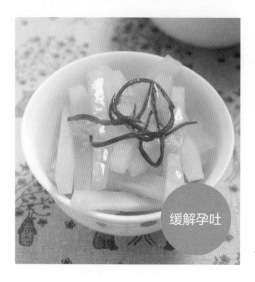

缓解孕吐

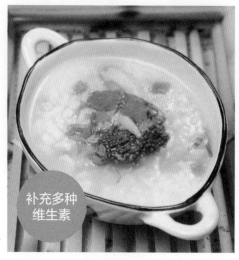

补充多种维生素

姜汁莴笋

材料 莴笋 400 克，红甜椒 20 克。

调料 白醋 15 克，姜 20 克，白糖 10 克，香油、盐各 3 克。

做法

1. 莴笋削去老皮，洗净，切宽条，加白醋和盐，腌渍 10 分钟。

2. 红甜椒洗净，切成细丝；姜切碎后加少许凉白开捣烂制成姜汁。

3. 沥去腌渍莴笋条时渗出的汁，调入姜汁、白糖和香油，点缀红甜椒丝即可。

 姜有止呕的功效，莴笋清热、利尿。这道菜爽口不腻，可以缓解孕吐的不适。

田园蔬菜粥

材料 大米 60 克，西蓝花、胡萝卜、蘑菇各 40 克。

调料 香菜末、盐、高汤各适量。

做法

1. 西蓝花洗净，掰成小朵；胡萝卜洗净，去皮，切丁；蘑菇去根，洗净，切片；大米淘洗干净，用清水浸泡 30 分钟。

2. 锅置火上，倒入高汤和适量清水大火烧开，加大米煮沸，转小火煮 20 分钟，下入胡萝卜丁、蘑菇片煮至熟烂，倒入西蓝花煮 3 分钟，再加入盐、香菜末拌匀即可。

 这款粥可为孕妈妈提供丰富的维生素 C、胡萝卜素以及钙、膳食纤维等营养，开胃、清淡、易消化，有孕吐反应的孕妈妈可以常吃此粥补充营养。

每天胎教 10 分钟

美育胎教的好处

培养审美，提高修养

好的艺术作品可以使人心绪平静，还能让人获得一种精神上的感动和安慰。梵高的《十五朵向日葵》、伦勃朗的《犹太新娘》、莫奈的《睡莲》都有这样的力量。对胎宝宝进行美育胎教，孕妈妈可以借机学习一些美学知识，提高自己的审美能力，培养审美情趣，美化自己的内心世界，还能陶冶情操，改善情绪。孕妈妈加强自身修养，胎宝宝自然而然地就能受到美的教育。

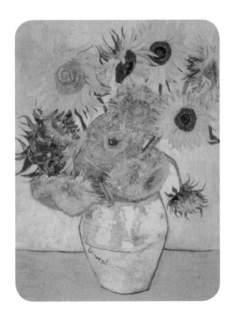

促进胎儿脑部发育

胎教并非直接作用于胎儿，而是通过对孕妈妈的情绪和精神状态的改变，影响体内激素和有关神经介质的分泌，从而间接地影响胎儿的大脑发育。

如何进行美育胎教

提到美育胎教，很多孕妈妈的脑海中会浮现出欣赏名画的场景。其实，欣赏名画并非美育胎教的全部内容。欣赏书法、雕塑、戏剧、舞蹈、影视等作品，家庭绿化、居室布置、宝宝装和孕妇装的设计、刺绣、烹调、美容护肤等活动，也都属于美育胎教的范畴。观赏大自然的优美风光，把内心感受描述给腹内的宝宝听也是美育胎教之一。在欣赏美景的同时，孕妈妈还能呼吸新鲜空气，对胎宝宝的发育也很有好处。

孕妈妈美的言行举止也是美育胎教的一个方面。如果孕妈妈有优雅的气质、饱满的情绪和文明的举止，就能感受到源于自身的一种美。注意个人的言行举止，不仅要精神焕发，穿着整洁，举止得体，还要适当丰富自己的精神生活，丰富个人的内涵，提高自己的审美情趣。

健康孕动 散步和摇摆摇篮

孕2月运动原则

☆ 孕2月是流产的高发期，但不等于所有的孕妈妈都要卧床休息，做一些幅度不大的轻柔运动，会让胎儿更健康强壮。

☆ 如果你有流产先兆，甚至是需要卧床保胎的孕妈妈，那么要谨遵医嘱。

散步：几乎适合所有的孕妈妈

散步是一项温和而安全的运动。在天气适宜时，孕妈妈可以到空气清新的地方散散步，能消除疲劳、稳定情绪，特别是孕晚期，散步还可以缓解水肿，帮助胎儿尽快入盆，为分娩做准备。

孕妈妈在散步时一定要有家人或朋友陪同，避开车多、人多和坡度陡的地方，散步的频率要不急不缓，时间和距离以不劳累为宜，穿宽松、舒适的衣服，最好穿软底运动鞋。夏天或冬天应注意防暑、防寒。雾天、雨天、雪天时不宜散步，以免发生意外。

摇摆摇篮：放松身体，愉悦心情

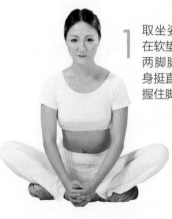

1 取坐姿，最好是坐在软垫或是毯子上，两脚脚心相对，上身挺直，双手交握，握住脚尖。

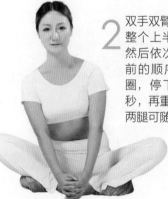

2 双手双臂保持不动，使整个上半身向右摆动，然后依次按照后、左、前的顺序自然摆动一圈，停下来休息1~2秒，再重复动作。期间两腿可随身体而动。

孕期感冒怎么办

马大夫直播间

感冒了，吃药会不会对宝宝有伤害？

感冒咳嗽发烧，不想去医院，有什么办法缓解吗？

预防感冒小妙招

孕期如何做可有效预防感冒呢？

1 勤洗手，勤换衣。

2 饮食均衡，多摄入富含维生素 C 的新鲜蔬果。

3 尽量少去人多的公共场所，外出乘坐公共交通工具时尽量戴上口罩。

4 保持室内通风透气，还可放盆水或使用加湿器，提高相对湿度。

5 注意脚部保暖。脚部受凉容易引起鼻黏膜血管收缩，容易受到感冒病毒的侵扰。

6 保持好心情、好睡眠，适当运动强体质。

 马大夫提醒 **家人关心，感冒好得快**

女性怀孕后身体和思想负担比较重，在情绪上也更易受到感冒症状的影响。因此，家人应给予更多的宽容和忍让，更多的关心和爱护，确保孕妈妈情绪平稳，以利于痊愈。孕妈妈的心情舒畅了，免疫力就能增强，病好得也就快了。

缓解感冒的方法

1. **多喝水**：水、果汁、热汤都是不错的选择。它们可以补充发热过程中丢失的水分。

2. **充分休息**：避免劳累与压力，减少并发症的发生。

3. **调节房间的温度和湿度**：保持房间是温暖的，但不要过热。如果空气相对干燥，可以使用加湿器，可以有效缓解鼻塞和咳嗽。加湿器要保持清洁，以防滋生细菌和真菌。

4. **使用盐水滴鼻液**：盐水滴鼻液可以缓解鼻塞。这种滴鼻液可以在药店买到，它们是安全、有效、无刺激性的。缓解鼻塞，还可以在保温杯内倒入42℃左右的热水，将口、鼻部贴近茶杯口内，不断吸入蒸汽，每天3次。

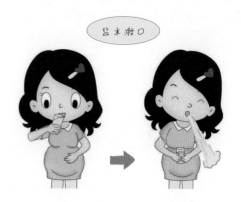

盐水漱口

5. **滋润嗓子**：每天多喝几次热淡盐水或热的柠檬水可以有效滋润嗓子，缓解咳嗽。

6. **使用对乙酰氨基酚缓解发热和全身疼痛**：体温大于38.5℃时，在医生指导下对症使用对乙酰氨基酚。对乙酰氨基酚（泰诺等）是被普遍认为对孕妇安全的解热镇痛药。

有些禁用药，孕妈妈一定要提高警惕

凡是含有以下成分的药，孕妈妈不能擅自服用：阿司匹林、双氯芬酸钠、苯海拉明、布洛芬、右美沙芬等。此外，孕早期要禁用含有愈创甘油醚的药物，这种成分主要用于祛痰、平喘。

如果过了一周感冒还未缓解，并且日益加重，孕妈妈应尽快就医，千万不要硬扛，也不要随便吃药。

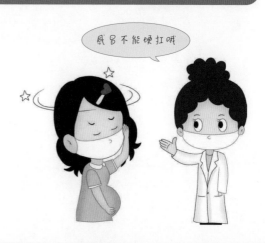

感冒不能硬扛哦

网络点击率超高的问答

专题

孕期要吃燕窝、海参等营养品吗？

马大夫回复： 燕窝和海参是温和的滋养品，但也不要过分放大它们的功效。燕窝中的蛋白质和维生素含量并不比大多数蔬果高。海参虽然蛋白质比较高、脂肪含量相对较低，一种食物即便营养再好，也不能取代其他食物。有条件的孕妈妈可以适当补充，但均衡饮食才是获取营养的主要途径。

习惯性流产还能留得住宝宝吗？

马大夫回复： 发生3次及3次以上的自然流产就是习惯性流产。对于习惯性流产更重要的是查找病因，针对病因有不同的解决办法：比如染色体异常，就要进行遗传学诊断；如果有营养失调、内分泌或者自身免疫疾病，要针对性治疗原发疾病；对于宫颈内口松弛引发的习惯性流产史者，应该在上次流产周数前2~3周做宫颈环扎手术。同时保持良好的心态，适当加强营养，定期复查胎儿发育情况。

黄体酮保胎有没有不良反应？

马大夫回复： 治疗流产、早产所用的黄体酮，如常用的黄体酮注射液、口服黄体酮及阴道黄体酮凝胶均属天然黄体酮，目前研究表明，不会对胎宝宝造成伤害。孕妈妈在孕早期大约8周内，由卵巢继续分泌黄体酮来支持妊娠。在怀孕8周后，胎盘早期绒毛也产生黄体酮，以后由胎盘分泌。如果自然产生黄体酮的功能不足、黄体酮下降，通常是自然流产、胚胎停育的后果。如果需要使用黄体酮保胎，不必太过担心，但不能随意使用黄体酮保胎。

黄体酮低，怎么办？

马大夫回复： 黄体酮是维持妊娠必需的激素。黄体酮低，要同时观察有无腹痛、出血的症状，隔日复查HCG和黄体酮水平，了解胚胎发育情况。如果没有症状，不要因为单纯黄体酮低而补充黄体酮。如果母体黄体酮缺乏，伴随腹痛及出血，正常使用黄体酮是安全的。

怀孕期间腹泻怎么办？

马大夫回复：腹泻一般是因为进食了冰冷食物（如冰镇西瓜），或者进食了高脂食物，也可能是吃了不干净的食物引起的。腹泻容易造成营养的流失，孕妈妈应注意食用新鲜不变质的食物，少吃或不吃冷冻食物和油炸食物。一旦出现严重腹泻，应该留大便做检查。饮食上要先给予流食调养，比如米汤、果汁、蔬菜汁等，然后慢慢过渡到吃一些软烂的稀粥、面条等清淡的食物，最后再恢复正常饮食。

孕吐期间体重没增加怎么办？

马大夫回复：孕期的呕吐、恶心感造成了孕妈妈无法保证饮食均衡，有的孕妈妈体重不仅没长，甚至会有所降低。不要对此过分担忧，短期内摄入不足时，身体原来储存的营养足以维持宝宝和妈妈的营养，而且胎宝宝在前几个月长得比较慢，对营养的需求不是很大。只要不是剧吐或出现酮症酸中毒等较严重的情况，合理饮食、多休息即可，随着早孕反应的缓解和消失，孕妈妈胃口会变好的，体重也会随之增加。

一喝牛奶就腹泻，怎么办？

马大夫回复：牛奶是孕妈妈所需钙质的良好来源，但有些孕妈妈喝牛奶会产生腹泻，通常由两种原因所致：乳糖不耐受和对牛奶过敏。乳糖不耐受的主要表现为腹胀、腹泻，孕妈妈可以改喝酸奶，并少量多次饮用，症状可有所缓解。而对牛奶过敏则表现为呕吐、腹泻、恶心等，是对牛奶中蛋白质过敏，发生此症要避免食用牛奶及奶制品。

怀孕后总是感觉肌肉酸痛、浑身乏力，吃什么可以调节？

马大夫回复：孕早期由于体内激素剧变，很多孕妈妈有乏力、疲倦等感觉，这属于正常现象。另外，从营养角度来说，倦怠可能与 B 族维生素缺乏有关，特别是维生素 B_1 的缺乏。维生素 B_1 缺乏会影响碳水化合物的氧化代谢，导致热量利用不足。孕妈妈可以多吃些粗粮，如新鲜玉米、小米、燕麦等，以补充维生素 B_1。当然别忘了要适度运动。

PART 4

孕3月（孕9~12周）
即将告别早孕反应，
记得去医院建档

孕妈妈和胎宝宝的变化

妈妈的身体：乳房变得敏感

子宫 拳头大小，在耻骨联合上 2~3 厘米

　　虽然子宫还没有长很大，但是腹胀、便秘、尿频、白带增多等早孕症状可能开始明显。孕吐的妈妈会觉得恶心、反胃，味觉也会发生改变，在孕 10 周左右达到顶峰。

肚子里的胎宝宝：
重要器官形成期，有心跳了

身长 9 厘米　　**体重** 20 克

　　宝宝的身长为头的 2 倍，是名副其实的胎宝宝了。这个阶段，宝宝开始长眼睑、唇，下颚的骨头也开始发育。腿在不断生长着，脚可以在身体前部交叉了。

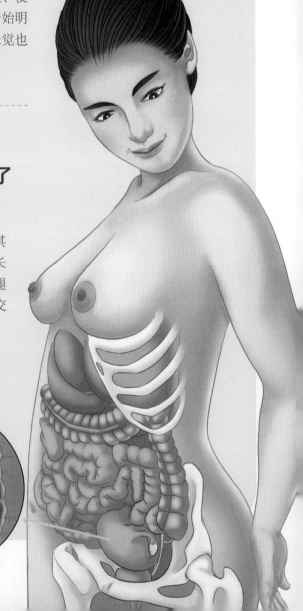

第一次正式产检，去医院建档

什么是建档

建档就是孕妈妈孕 6 周之后到社区医院办理《母子健康档案》，在 12 周左右带着相关证件到你想要在整个孕期进行检查和分娩的医院做各项基本检查，医生看完结果，各项指标都符合条件，允许你在这个医院进行产检、分娩的过程。建议孕妈妈在同一家医院进行连续的产检，避免出现漏项。

提前办好《母子健康档案》

《母子健康档案》是医院建档的前提，是为即将添丁的家庭提供一定的保健知识和指导，并记录孕妈妈产前检查和分娩情况，以后宝宝的保健和预防接种都需要使用。孕妈妈孕 6 周之后可以到社区医院办理，一定要重视起来，需提前约好时间办理。

一般来说，需要夫妻双方的身份证、结婚证、有胎心胎芽的 B 超单，外地户口的需要居住证。每个地方要求不一样，办理之前最好电话咨询一下，以免白跑一趟。

有什么用途

1 用于记录孕产期情况和宝宝出生之后的健康状况，提供孕产期保健知识和指导。

2 用于宝宝计划免疫接种；进行产后母婴访视。

3 用于宝宝 0~3 岁到当地保健科进行定期体检等。

怎样使用

1 每次孕检时都要带上，医生会在相应的空白处填写相关的检查情况。

2 分娩时要给医院提供《母子健康档案》，医生会记录分娩和新生儿的相关情况。

建档的流程是什么

建档的各项基本检查包括称体重、量血压、问诊、血液检查、验尿常规等。血液检查中包括基本的生化检查，乙肝、丙肝、梅毒、艾滋病的筛查，检测肝肾功能和测 ABO 血型、Rh 血型等。尿常规主要是看酮体和尿蛋白是否正常，以及是否有潜血。

穿方便穿脱的衣服

为了方便产检，应穿宽松衣裤，不穿连体裤袜，条件允许最好穿裙子，这样内诊时就不会给自己造成太多的麻烦；还要穿一双方便穿脱的鞋子，最好不用弯腰系鞋带的；可以随身带一个小手提包，装上《母子健康档案》、笔、小本子等随用的东西，医生有什么嘱咐可以随时记下来。

最好将产检医院作为你的生产医院

如果没有特殊情况，产检和分娩最好在同一家医院，中途也不要变换产检医院。中途如更换医院，新医生不了解情况，容易造成信息的断层，影响医生对孕妈妈健康程度把握的连续性和全面性。而且，陌生的环境、新的程序对孕妈妈也是一轮新的考验，容易增加心理压力。整个孕期要经过十来次常规产检，如有并发症，需要去医院的次数会更多，孕妈妈和产检医院的医生、护士的接触就会特别频繁，因此维护好关系很重要。

马大夫提醒 **检查结束后不要让孕妈妈饿肚子**

有些项目需要孕妈妈空腹检查，准爸爸可以提前准备一些零食，检查结束后第一时间拿给孕妈妈吃，以免引发不适。或者医院附近有比较不错的餐馆，也可以去吃一顿可口的饭菜，点一些适合孕妈妈吃的食物。

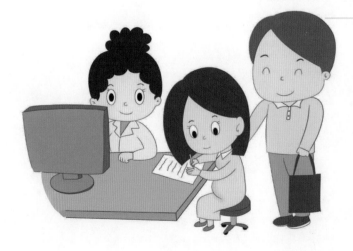

NT 筛查，首次排畸检查

NT 筛查是排除胎儿畸形的重要依据

NT 就是颈项透明层的厚度，胎宝宝脖子后面有一层组织积液，那层组织积液的最大厚度就是 NT 值。

NT 是早期排畸的一种手段，颈项透明层增厚与胎儿染色体核型、胎儿先天性心脏病以及其他结构畸形有关，颈项透明层越厚，胎儿异常的概率越大。但 NT 不能直接判定胎宝宝是否真的患病，当检查值偏高时，需要进一步的诊断性检测。这项检查对胎宝宝是没有任何损伤的。

11~14 周，如有条件要做 NT 筛查

此项检查是通过腹部 B 超进行的，不需要空腹，也不需要憋尿，但是一定不要错过孕 11~13 周 $^{+6}$，否则就没有意义了。在怀孕 11~13 周 $^{+6}$ 期间，如果胎儿是唐氏儿或者是心脏发育不好的话，颈项透明层会增厚。11 周之前胎宝宝太小了，扫描不出来，而过了 14 周，过多的液体可能被宝宝正在发育的淋巴系统吸收，颈项透明层就消失了。

有的医院有资质做 NT 筛查，孕妈妈别错过了。也有的医院做不了这项检查，孕妈妈应提前咨询或预约别的有资质的医院。

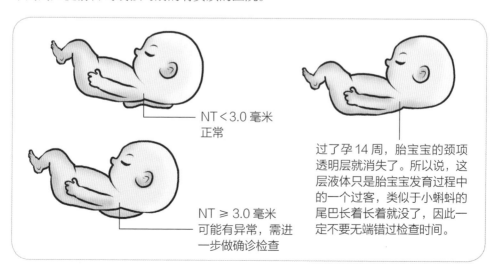

NT < 3.0 毫米
正常

NT ≥ 3.0 毫米
可能有异常，需进一步做确诊检查

过了孕 14 周，胎宝宝的颈项透明层就消失了。所以说，这层液体只是胎宝宝发育过程中的一个过客，类似于小蝌蚪的尾巴长着长着就没了，因此一定不要无端错过检查时间。

需要注意的是，NT 检查不用空腹也不用憋尿，但对胎宝宝的位置是有要求的，如果胎宝宝不配合、位置不好的话是看不到的，B 超大夫会建议孕妈妈出去走一走、爬爬楼梯再回来，其实这就是让胎宝宝回归正位。甚至有时还会用力压压孕妈妈的肚子，不要怕，这一般都是孩子睡着了而且位置不好，B 超大夫要把孩子弄醒，让他翻身。整个检查 10 ~ 20 分钟，如果宝宝配合好的话，时间可能会更短。

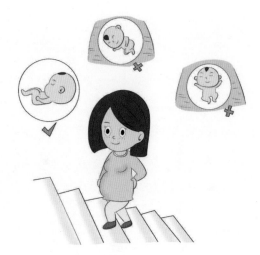

NT 的临界值是 2.5 还是 3

NT 值多少才算过关呢？关于这个临界厚度，有些医院定为 3 毫米，不超过 3 毫米被视为正常，而有些医院则告诉 NT 超过 2.5 毫米的孕妈妈要提高警惕。

大可以对你做产检的医院（前提是正规医院）放心，各医院只是根据检查的时间差异而截取不同的参考值而已。

北京协和医院以 3 毫米为临界值（所以下文也以此为标准进行阐述），只要 NT 的数值低于 3 毫米，都表示胎儿正常，无须担心。而 NT 的数值高于 3 毫米，则要考虑唐氏综合征等染色体疾病的可能，需要做绒毛活检或羊水穿刺的检查，以进一步排查畸形。

NT 值异常说明胎儿有问题吗

NT 值小于 3 毫米，孕妈妈可安心；如果超过 3 毫米，则提示胎儿有畸形的可能，而且 NT 值越厚，胎儿异常的概率往往越大。NT 值异常主要提示：

染色体异常
主要是 21- 三体综合征（唐氏综合征）和先天性卵巢发育不全（特纳综合征）。

先天性心脏畸形
NT 增厚，如果排除染色体异常的可能，还可能有先天性心脏畸形的风险。所以，NT 增厚，需要孕 24 周进行胎儿心脏 B 超检查。

NT 异常要做什么检查

NT 异常通常就不建议进行唐筛检查了，需要进一步做绒毛活检或羊水穿刺检查。羊穿结果异常，那么就明确诊断为唐氏儿、先心儿、畸形儿了。

NT 筛查和唐氏筛查都可以用于检查唐氏儿的风险。染色体异常的胎儿，其颈部透明带会明显增厚，特别是唐氏儿。

唐氏筛查可以在孕中期进行，也可进行早、中孕期联合筛查，就是孕早期抽血，结合 NT 等信息，在孕中期再次抽血，根据两次抽血指标计算出风险。联合筛查的好处是假阳性降低。

 绒毛活检注意事项

绒毛活检取样常在妊娠 10~13 周进行。根据胎盘的位置选择最佳的穿刺点，可采用宫颈或经腹穿刺取样。该方法能早期知道胎儿染色体的情况。

绒毛活检的适用人群及注意事项基本和羊水穿刺一样，需要用穿刺针从胎盘绒毛边缘部分抽取 20 毫克左右绒毛，以进行培养、检测。绒毛活检可在孕早期对胎宝宝进行遗传检测，但其检测范围较羊水穿刺稍窄，如无法检测羊水甲胎蛋白（AFP），该指标常用于胎儿神经管缺陷筛查。

大夫，我老婆已经做了绒毛活检，还需要在孕中期做羊水穿刺吗？

绒毛活检结果正常，不需要再做羊水穿刺。绒毛活检在检测数百种遗传病和染色体异常疾病方面的准确性能达到 99% 以上。有 1% 的可能性，绒毛活检的结果为假阳性，就是说从胎盘获取的培养细胞中含有异常的染色体，但胎儿是正常的。那么就必须做羊水穿刺，以确定宝宝是否真的有问题。

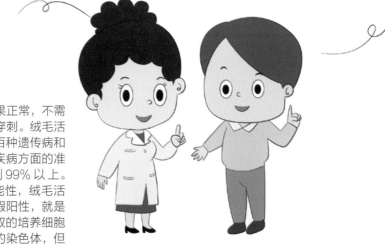

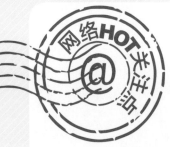

孕期到底该长多少斤

孕妈妈体重的增加和构成

怀孕之后，体重增长是必然的，由于胎儿依靠胎盘获取营养，如果母亲没有获得足够的体重，那宝宝就有可能出现营养不良、生长迟缓等，因此可以说，孕妈妈的体重增长在一定程度上反映了胎宝宝的生长发育情况。

在孕妈妈增长的体重中，必要性体重增长是相对稳定的，但是脂肪储备（非必要性体重增长）的多少与饮食和运动有关，是可以控制的。

因此，除去必要性体重增长之外，孕妈妈要控制自身的脂肪储备，以免造成脂肪过分堆积，增加妊娠糖尿病、巨大儿等风险。判断孕期营养是否合理，可以通过营养监测和监测孕期体重增长情况来实现。

必要性体重增长

胎宝宝要在40周的时间里从一个受精卵成长为一个重3千克左右的胎儿，支撑他生长发育的有胎盘、羊水等。孕期妈妈的血容量、乳腺、子宫都发生了改变。这些构成了孕妈妈孕期一部分增长的体重，称之为必要性体重增长。

脂肪增长

孕妈妈在孕期需要储备脂肪，为产后的哺乳做准备，而孕妈妈所吃的食物是脂肪的直接来源。必要性体重增长妊娠结束即会消失，而自身储备的脂肪想自然恢复却是较为困难的。这就要求孕妈妈必须建立科学有效的孕期体重管理意识。

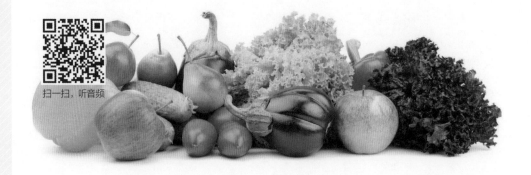

扫一扫，听音频

孕期体重监测和管理

由于我国目前尚缺乏足够的数据提出孕期适宜增重推荐值，建议以美国医学研究所（IOM）2009 年推荐的妇女孕期体重增长适宜范围和速率作为监测和控制孕期体重适宜增长的参考。不同孕前 BMI [BMI = 体重（千克）÷ 身高的平方（米 ^{2}）] 妇女孕期体重总增重的适宜范围及孕中、晚期每周的增重速率参考值见下表。

孕期适宜体重增长值及增长速率

孕前 BMI（千克 / 米 ^{2}）	总增重范围（千克）	孕中晚期增重速率（千克 / 周）
低体重（＜18.5）	12.5~18	0.51（0.44~0.58）
正常体重（18.5~24.9）	11.5~16	0.42（0.35~0.50）
超重（25.0~29.9）	7~11.5	0.28（0.23~0.33）
肥胖（≥30）	5~9	0.22（0.17~0.27）

注：双胎孕妇孕期总增重推荐值：孕前体重正常者为 16.7~24.3 千克，孕前超重者为 13.9~22.5 千克，孕前肥胖者为 11.3~18.9 千克。参考来源：IOM2009。

延伸阅读

与 1990 年的指南相比

2009 年 IOM 发布的内容有哪些改进

第一，它们是基于世界卫生组织制定的 BMI 分类标准，而不是基于先前的来源于都市人寿保险表的 BMI 标准。

第二，单一的体重增加量不可能适合所有的情况，新的指南确切地阐述了针对每一个孕前 BMI 类别的体重增加范围，包括了针对肥胖妇女的一个特定的且增幅相对较小的推荐体重增加量。

孕早期宜增重 1~1.5 千克

孕1~3月，胎宝宝还没有完全成形，各器官发育尚未成熟，此时大部分孕妈妈体重增长较慢，在1~1.5千克。有的孕妈妈因为孕吐体重还会稍有下降，不用太担心。但如果体重下降超过2.5千克，需要去医院寻求营养支持。

孕中期胃口好，宜每周增重 0.5 千克左右

孕中期开始，胎宝宝迅速发育，孕妈妈的腹部也将明显凸起，这时孕妈妈的胃口变得好起来，体重增长以每周增加0.5千克为宜。饮食上注意要均衡，不偏食、不挑食，同时适度运动，在控制体重的同时也为以后顺利分娩做准备。

孕晚期体重上升快，每周增重要控制在 0.5 千克以内

孕晚期胎宝宝的发育较快，孕妈妈的体重上升也较快，大部分的体重都是在孕晚期长上来的，因此孕妈妈此时一定不要掉以轻心，不能听之任之，最好将体重控制在每周增长不超过0.5千克，及时调整饮食和运动。

多胞胎妈妈要增重更多吗

怀有双胞胎或多胞胎的孕妈妈要比怀一个宝宝的孕妈妈摄取更多营养，以确保宝宝的生长发育，如果体重增加不足，容易导致早产、出生时体重过轻等问题，但是体重的增长并不是简单的乘2。如果孕前体重在正常范围，孕期可以长16.7~24.3千克；如果孕前体重超重，孕期长13.9~22.5千克为宜；如果孕前属于肥胖，孕期体重增长应控制在11.3~18.9千克。饮食上要均衡，尤其要保证足够的优质蛋白质、B族维生素、钙、铁等，应增加粗粮、蔬菜、水果的摄入。

怀多胞胎一般需要服用膳食补充剂

加强营养能给多胞胎宝宝提供充足的营养，因此双胞胎或多胞胎妈妈最好咨询专业的营养师，调整饮食的同时，合理添加膳食补充剂，膳食补充剂对于宝宝的健康发育也十分重要。

 有下面情况的备孕及孕期女性应该请专业的孕期营养门诊医生来指导饮食

1. 基础体重不合适（消瘦、超重、肥胖）。
2. 孕期增重不当、贫血。
3. 妊娠剧吐、妊娠糖尿病。
4. 孕史不良，曾患早产、妊娠糖尿病、妊娠高血压。
5. 合并基础疾病（内分泌代谢病、胃肠道疾病等）。
6. 有糖尿病、高血压和血脂异常等家族史。
7. 咨询维生素矿物质补充剂的选择。

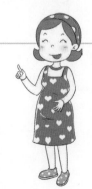

监测体重，及时纠正

在家定期监测体重

体重增长过快过慢都会影响胎宝宝的健康，因此孕期要做好体重管理。那么管理体重最简便的方法就是自己在家称重，既简单易操，又能起到及时监测的效果，而不要单单依靠产检时的称重记录。

准确称体重的小细节

1 尽量使用同一台体重秤来称重。

2 每次都在同一身体状态下称重：体重在一天内的不同时段会相差1千克左右，如吃饭或喝水前后、睡觉前后、大便前后的体重会有所差异，最好选择在清晨起床排便后、早餐前，或沐浴后赤脚穿内衣裤时进行测量。每次选择同样的时间点，能保证测量的准确度。

3 称重时尽量穿着薄厚相当的衣服，以力求精准。

体重变化异常时要咨询医生

孕期控制体重过多、过快的增长是十分必要的，这样能避免妊娠并发症，还能减少分娩困难。但是如果体重增长过慢也要注意，可能提示胎儿发育迟缓或者患有某种疾病。如果体重明显下降就更要引起重视了，即使是孕吐严重的孕早期，体重的下降也不应超过孕前体重的10%，此外要排除营养不良等情况。

别把水肿当肥胖

孕期有个特殊的现象就是孕期水肿，孕妈妈要学会区分肥胖和水肿，以便及时发现问题，采取对应措施。如果你突然发现自己的腿变粗了，那么可以用拇指按压小腿胫骨处，如果压下去后，皮肤明显凹下去且不会很快恢复，提示发生了水肿。发生水肿后要注意查找原因，对症处理。

养胎饮食
长胎不长肉该怎么吃

为两个人吃饭 ≠ 吃两个人的饭

　　胎宝宝主要通过胎盘从母体吸收养分，因此孕妈妈的营养直接影响胎宝宝的发育情况，孕期饮食营养意义重大，可以说是一人吃两人补，但这里的为两个人吃饭不等于吃两个人的饭。孕期饮食要重质、重营养均衡，而不是一味加量。

饮食的种类要丰富

　　孕早期的饮食应注意食物的多样化，数量可以不多，但为了保证营养的全面，饮食的种类要丰富多样。

　　有孕吐反应的孕妈妈，可以通过少食多餐的方式来进食多种多样的食物，以免妊娠反应引起营养缺乏。同时注重补充 B 族维生素，以改善呕吐现象。

　　没有妊娠反应的孕妈妈，孕早期进食量也不必增加太多，跟孕前保持相当的水平即可，种类也要尽可能的丰富多样。孕早期体重不宜增加太多，以免增加后期控制的难度。

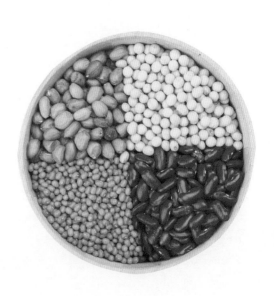

主食中多点儿粗粮

　　适当增加粗粮的摄入，可以防止孕期便秘，还能防止体重增长过快。玉米、燕麦、荞麦、红豆、绿豆等都是很健康的粗粮，可以占全天主食总量的三分之一甚至一半，但不要超过一半。

吃饭细嚼慢咽，促进营养吸收

怀孕后，胃肠、胆囊等消化器官蠕动减慢，消化液的分泌也有所改变，消化功能减弱。特别是孕早期，由于妊娠反应，食欲缺乏，食量相对减少，这就更需要在吃东西时尽可能多咀嚼，把食物嚼得很细。细嚼慢咽能刺激唾液分泌，与食物充分混合后，唾液中含有大量消化酶，可在食物进入胃之前对食物进行初步的消化，有利于保护胃黏膜。同时也能有效地刺激消化器官分泌消化液，更好地消化，更多地吸收。

部分孕妈妈妊娠后发现有牙龈炎、牙床水肿充血，甚至牙齿松动，咀嚼功能减退，吃东西更应慢动作，把食物嚼碎、嚼细，这样不仅有利于消化，也有利于保护牙齿。

高糖分水果要限量

很多孕妈妈认为孕期大量吃水果可以让胎宝宝皮肤好，其实水果不能过量食用，因为水果中糖分含量较多，进食过多容易引起肥胖和妊娠糖尿病。一般来说，每天最好吃几种不同的水果，总量在200~350克，并且最好当加餐吃。如果在此基础上多吃了水果，就要相应减少主食的摄入量，以维持每日摄入的总热量不变，以免引起肥胖。

避免食物过敏

过敏体质的孕妈妈可能会对某些特定食物过敏。因此过敏体质的孕妈妈要注意：

1 一定不要再进食曾经引起过敏的食物；不要食用从未吃过的食物。

2 食用蛋白质含量高的食物时，比如动物肝脏、蛋类、鱼类等，一定要彻底烹熟煮透。

看食品标签，远离过敏原

购买食物的时候，要看食物配料表中是否存在可能会引起过敏或不良反应的配料。比如，有的孕妈妈对花生过敏，那么买饼干、点心等食品时一定要仔细看看，配料表中是否有花生或花生制品，严重者还应注意该食品是否在曾加工过花生的产品线上生产的（包装上有标注）。有的食品标签上直接标注有"过敏原信息"这一项，有的会标注该生产线生产过相关产品，其过敏的孕妈妈要尽量避开。

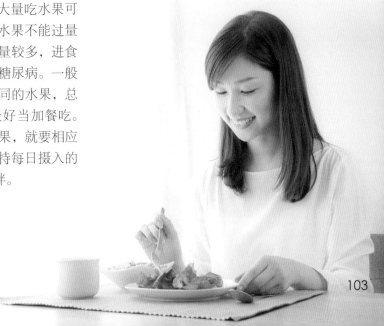

孕期营养厨房

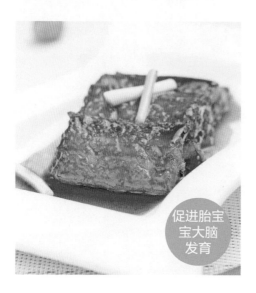

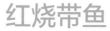
促进胎宝宝大脑发育

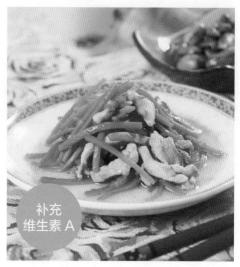
补充维生素A

红烧带鱼

材料　净带鱼段 400 克，鸡蛋 1 个。

调料　葱段、姜片、蒜瓣、老抽、白糖、醋、料酒各 10 克，盐 3 克，淀粉适量。

做法

1. 带鱼段洗净，用料酒和盐腌 20 分钟；鸡蛋磕入碗内打散，将腌好的带鱼段放入碗内；将老抽、白糖、料酒、盐、醋、淀粉和适量清水调成味汁。

2. 锅内倒油烧至六成热，将裹好蛋液的带鱼段下锅煎至两面金黄，捞出。

3. 锅内留底油烧热，下姜片、蒜瓣爆香，倒味汁，放带鱼段，烧开后改小火炖 10 分钟至汤汁浓稠时撒葱段即可。

功效速查　带鱼的脂肪含量较高，但多为不饱和脂肪酸，且富含磷脂，有利于促进胎宝宝大脑发育。

胡萝卜牛肉丝

材料　胡萝卜 100 克，牛肉 200 克。

调料　酱油、淀粉、料酒、葱段各 10 克，姜末 5 克，盐 3 克。

做法

1. 牛肉洗净，切成丝，用葱段、姜末、淀粉、料酒和酱油调味，腌渍 10 分钟；胡萝卜洗净，去皮，切成细丝。

2. 锅内倒油烧热，放入牛肉丝迅速翻炒，倒入胡萝卜丝炒至熟，加盐调味即可。

功效速查　胡萝卜中的胡萝卜素含量很高，胡萝卜素可以在人体内转化为维生素A，与牛肉一起用油烹调，可以提高胡萝卜素的吸收率，促进胎宝宝的视力发育。

每天胎教 10 分钟

语言胎教：
每个妈妈心中都住着一个小王子

在小王子的星球上，从来只有一种花，一种简单而小巧的花。她们只有一层花瓣，只需要一块小小的地方。晨起而开，日暮而落，安静地不会打扰任何人。

一天，一颗不同的种子出现了。小王子不知道她是谁，也不知道她从哪里来。可她却发芽了，长成了嫩嫩的小苗。小王子每天都会看着她，她是那么的与众不同。小王子很期待看到这棵小苗长大的样子。

但是，小苗并没有长得很大。没多久，她就不再长高了，却新奇地孕育出一个花苞。看着这个饱满而可爱的花苞，小王子莫名地相信，花开时一定是一份美丽的惊喜。很长一段时间里，花苞都没有开放，而是躲在她的小绿房子里精心地打扮自己。她要选择属于自己的颜色，她要仔仔细细地设计自己花瓣的模样，这一切都需要时间，都必须慢慢来。她希望自己的绽放是美丽的，不要像虞美人一样带着皱纹迎接世界。

是的，她是喜爱美丽的，她要将最光彩夺目的自己展示给世界。为此，她不怕用太多时间修饰自己。她觉得，美丽值得用时间去等待。终于，在一个阳光初放的清晨，她盛开了。

虽然她已经将自己打扮得很完美，但仍打着哈欠说："真对不起，我刚刚醒来，头发还乱糟糟的……"

这时的小王子，已经无法控制自己的喜爱之情，他赞叹道："不，你有着无与伦比的美丽。"

花儿点头微笑说："因为，我与太阳一同出生。"

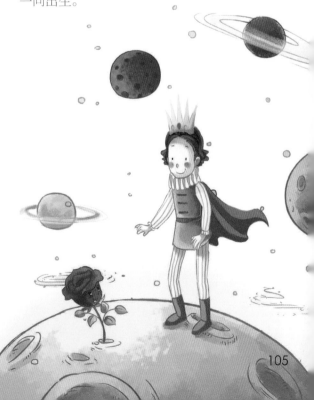

让语言胎教更有效的方法

给胎宝宝起一个可爱的小名

刚开始对腹中的胎宝宝说话，可能会觉得不太自然，就像自言自语一样。尤其是不知如何称呼宝宝，如果叫"孩子"，会显得生硬，不够亲切。不如给他起一个可爱的小名，叫着他的名字，接下来的过程就会轻松许多。但名字最好不要有性别倾向，因为这代表了父母对宝宝真实性别的尊重态度。

画出胎宝宝的小脸当作谈话对象

如果觉得一个人说话还是有些放不开，可以把想象中宝宝的小脸画出来，并当作谈话的对象，这样可以让孕妈妈感觉宝宝就在面前，谈起话来也更加自然。孕妈妈可以采取舒适的坐姿，看着宝宝的画像娓娓道来，这样孕妈妈平和安定的情绪就能够传递给胎宝宝。

一边谈话一边听听音乐

在谈话的同时，播放一首你最喜欢的音乐，然后从与音乐相关的事情聊起，这样就能够非常自然地进入到胎教的状态中。在欣赏音乐的同时，孕妈妈可以把自己对音乐的理解讲述给胎宝宝听。

给胎宝宝讲童话故事

给胎宝宝讲童话故事的好处是能使胎宝宝的记忆力和智商得到提高，但这一过程需要注意，不要讲得过于平淡，要让自己的声音始终饱含丰富的感情，能够吸引胎宝宝的注意力。怀孕第 15 周左右，胎宝宝的听觉就得到了明显的发育，并成为五感当中最为敏锐的一感，因此给胎宝宝读童话故事就变成了非常好的胎教。即使不选择童话故事，也可以选择一两篇自己喜欢的小说或散文读给胎宝宝听，读的时候也应该饱含情感。

准爸爸要让胎宝宝多听听自己的声音

准爸爸的声音对胎宝宝有着特殊的吸引力，所以空闲下来的时候，准爸爸应该积极地让胎宝宝听一听自己的声音，努力使两人之间熟悉起来，增进与宝宝之间的感情。整个孕期如果准爸爸坚持不懈地与胎宝宝交流，宝宝出生后就能分辨出爸爸的声音。

健康孕动
不当胖妈妈，平时多动动

孕 3 月运动原则

☆ 不进行任何伤害到腹部的运动，如腹部着地、腹部挤压等。

☆ 注意随时调整运动强度，以胎儿和自我健康安全为前提。

扩胸运动：增大肺活量，为分娩时憋气用力打基础

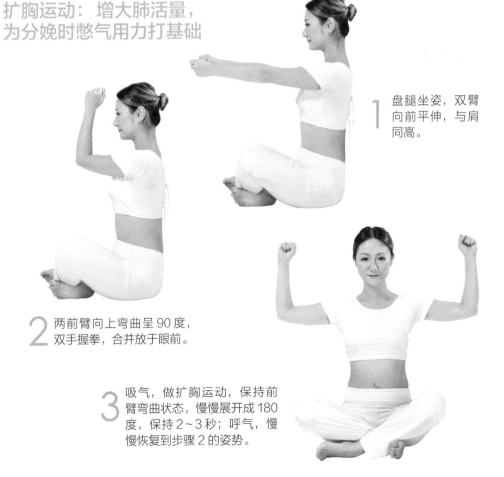

1 盘腿坐姿，双臂向前平伸，与肩同高。

2 两前臂向上弯曲呈 90 度，双手握拳，合并放于眼前。

3 吸气，做扩胸运动，保持前臂弯曲状态，慢慢展开成 180 度，保持 2~3 秒；呼气，慢慢恢复到步骤 2 的姿势。

马大夫直播间

有没有什么食物是孕期真的不能吃的

听说怀孕不能吃螃蟹，在不知道怀孕的情况下吃了，怎么办？

怀孕不能吃桂圆，这是真的吗？我吃了两个没问题吧！

易促使流产的食物能不能吃

关于一些食物导致流产的说法目前很盛行，多来自于中医的"活血化瘀"理论，一般也是长期大量食用才会有问题。但是在无此说法的国家和民族，并未发现因为吃某种食物而引起流产的现象。出于尊重饮食风俗和习惯的考虑，孕妈妈可以根据个人意愿，自行避免此类食物的摄入。

薏米
可促使子宫收缩，诱发流产

山楂
对子宫有一定的收缩作用，容易导致流产

甲鱼
性寒，可活血散瘀，孕早期最好不吃

螃蟹
性寒凉，有活血化瘀的功效，食用过多可能会引起流产

桂圆（龙眼）
性温，易加重孕妈妈阴虚内热而致胎热，出现先兆流产症状

马齿苋
性寒凉而滑利，对子宫有兴奋作用，容易造成流产

保持食物的卫生和清洁是关键

1 在处理食品前后、如厕前后、触摸宠物之后用温肥皂水洗手至少 20 秒。

2 生食瓜果蔬菜一定要清洗干净。

3 单独处理生肉、生海鲜，生食处理器具（锅、碗、砧板、刀具）不可与熟食器具混用。

避免食用危险系数高的食品

生肉类，如生鱼片、寿司等，孕妈妈应尽量避免；熟肉制品需谨慎挑选，最好选择包装完整、新鲜、质量可靠的生产商生产的产品；软奶酪在孕期应避免食用；孕妈妈最好挑选经过高温消毒的奶类及奶制品，如巴氏消毒的牛奶等。如果吃了存在食品安全隐患的食物，如吃了污染李斯特菌的食物，就有可能导致胎儿的感染，严重的会胎死宫内。

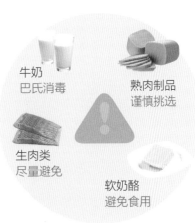

牛奶
巴氏消毒

熟肉制品
谨慎挑选

生肉类
尽量避免

软奶酪
避免食用

安全储存食品

保存食品的安全温度是 5℃ 以下和 60℃ 以上。熟食在室温下存放最好不超过 2 小时。冷冻食物不要在室温下化冻，使用微波炉要保证足够的加热时间，使食物中心温度达到 60℃ 以上。

"烧熟煮透"法大好

烹调虾蟹时，应等虾蟹变红且不透明，烹调蛤蜊、牡蛎等应直到贝壳打开；鸡蛋要完全煮熟，坚决不吃溏心蛋。

 马大夫提醒　**孕期不宜多食这些**

孕妈妈应尽量少吃油炸、油煎的食物，如油条、薯条，还有甜的糕点、饮料，这些都会使孕妈妈摄入的热量过多，导致肥胖及妊娠糖尿病。此外，孕妈妈也要少吃罐头、香肠等加工食品，以免摄入过多盐分而诱发水肿。管住嘴，顺利度过怀孕这一特殊的人生时期。

网络点击率超高的问答

 专题

孕妈妈多吃一点，胎宝宝会不会长得更快一些？

马大夫回复： 胎宝宝的生长发育速度是一定的，除非孕妈妈患有严重的营养不良，影响胎宝宝的生长发育。只要食物中含有基本的营养，胎宝宝不会因为妈妈吃什么、吃多少而改变正常的生长发育速度。所以，怀孕时不要吃太多，否则只能使自身体重快速增加，还可能导致妊娠糖尿病。而且需要剖宫产时，太胖也可能会影响手术。

我就爱吃酸的，该怎么选择酸味食物呢？

马大夫回复： 很多新鲜的酸味蔬果都含有丰富的维生素C，可以增强母体的抵抗力，促进胎儿生长发育；酸奶富含钙、优质蛋白质、多种维生素和碳水化合物，还有助于缓解便秘，很适合孕妈妈食用。也有些"酸"的食物不太适合经常吃，如人工腌制的酸菜、泡菜等，营养价值低，还可能含有较多致癌物质亚硝酸盐，不适宜孕妈妈食用。

肠胃不好，吃粗粮不好消化怎么办？

马大夫回复： 有些孕妈妈脾胃比较虚弱，全麦食物吃了不容易消化，甚至会导致肠胃胀气等。如果是这种情况，建议可以吃点发面的主食，因为酵母中含有丰富的B族维生素，不但有助于促进胃肠蠕动，还有助于缓解孕吐。

怎么办，竟然有卵巢囊肿？

马大夫回复： 一般孕早期通过B超检查可以发现和确诊卵巢囊肿，孕早期发现的卵巢囊肿一般为良性囊肿，孕妈妈不用太过担心，如果囊肿小于4~5厘米、无回声，多为生理性的。孕期发现的卵巢囊肿对妊娠和分娩影响不大，但也不能掉以轻心，应该定期检查，关注囊肿的生长状态，按照医嘱进行治疗。同时密切观察有无腹痛症状，如有剧烈腹痛，应警惕卵巢囊肿破裂或扭转，及时去急诊就医，必要时手术。即使手术了，如果没有发生手术并发症，大多数还是可以继续妊娠的。

PART

5

孕 **4** 月（孕 13~16 周）
进入舒服的孕中期，
提前预约唐筛

孕妈妈和胎宝宝的变化

妈妈的身体：食欲好转了

子宫 小孩头部大小，在耻骨联合与肚脐之间

　　孕 12～13 周，胎盘开始发育，羊水增加，胎儿可在子宫内自由活动。大部分孕妈妈的孕吐情况有所改善，食欲好转。怀孕的时候，由于激素的影响，容易蓄积皮下脂肪，所以孕妈妈要考虑体重管理了。

肚子里的胎宝宝：能看出性别了

身长 12～16 厘米　　**体重** 120～150 克

　　心脏等身体器官在孕 13 周左右大致发育完成。宝宝也隐约长出薄薄的一层头发，生殖器官正在分化中，骨骼和肌肉正在进一步发育，所以我们可以看到胎儿转身、打嗝等动作。宝宝能感受到快乐、愤怒等情绪，构成心脏的基础组织正是在这个时期发育的。

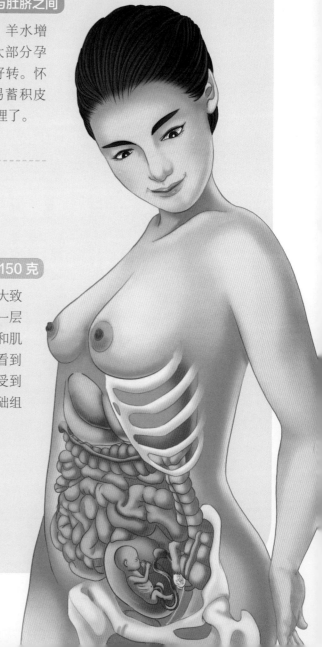

孕期牙齿护理

正视牙病，主动就医

一些孕妈妈在患了牙齿疾病后不愿意就医，认为没什么大不了的，不予以重视。其实，这种做法是极其有害的。孕妈妈应该摒弃种种顾虑，主动与牙科医生联系，获得专业的帮助。

孕期牙齿疾病治疗一览表

孕期的不同阶段	原因	处理
孕早期 （孕1~3月）	孕早期是胚胎器官发育与形成的关键期，如服用药物不当或X光照射剂量过高，有导致流产或胎儿畸形的风险	如非紧急情况，医生不建议进行牙科治疗
孕中期 （孕4~7月）	若必须在孕期治疗牙齿疾病，最好选择孕中期	建议只做一些暂时性的治疗，如龋齿填补等
孕晚期 （孕8~10月）	因子宫容易受外界刺激而引发早期收缩，再加上治疗时长时间采取卧姿，胎儿会压迫下腔静脉，减少血液回流，引发仰卧位低血压，出现心慌、憋气等症状，不建议孕晚期治疗	孕妈妈不适宜进行长时间的仰卧位牙科治疗

关于孕期拔牙问题

怀孕期间除非有必须拔牙的情况，一般不宜拔牙。怀孕初期的前2个月内拔牙可能引起流产；怀孕8个月以后拔牙，也可能与早产有关，因为疼痛、紧张等。如必须拔牙，最好选择孕4~7月，并做好准备工作。孕妈妈要保持足够睡眠，避免精神紧张，在拔牙前一天和当天用保胎药，拔牙麻醉剂中不可加入肾上腺素；麻醉要完全，防止因疼痛引起子宫收缩而导致流产。

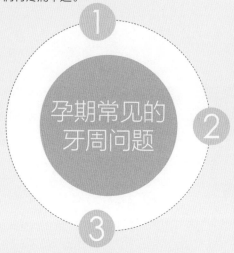

妊娠期牙周炎：怀孕期间激素改变，使牙龈充血肿胀，颜色变红，刷牙容易出血，偶有疼痛不适。

1

2

孕期常见的牙周问题

妊娠期牙龈瘤：一般发生在孕中期，由于牙龈发炎与血管增生，形成鲜红色肉瘤（牙龈边缘长出的小结节），大小不一，生长快速，常出现在前排牙齿的牙间乳头区。不需要治疗，或只针对牙周病进行基本治疗，如洗牙、口腔卫生指导、牙根整平等，这是为了减少牙菌斑的滞留与刺激。牙龈瘤会在分娩之后很快消失，不用太过担心，如出现妨碍咀嚼、易咬伤或过度出血等，可考虑切除，但孕期手术容易再发。

3

其他：怀孕期间也可能会有牙周囊带加深、牙齿容易松动等症状。

远离孕期牙龈炎

牙龈炎的危害

患有牙龈炎的孕妈妈，由于牙龈疼痛出血，会直接影响食欲，进而影响胎儿正常的生长发育。此外，牙齿里面的细菌还会通过血液传染给腹中发育的胎宝宝，使其出生后发生口腔疾病的概率增加。

于生活细微之处防治牙龈炎

1.不吃过冷、过热、过硬的食物，避免对牙龈的不良刺激。

2.多进食维生素 C 含量高的蔬菜、水果以及含钙的食物，可降低毛细血管的通透性，防止牙龈出血。

3.三餐后要及时刷牙、漱口，认真清理牙缝，不让食物残渣嵌留。孕妈妈可以在包里随身携带一套牙具，以便随时都可以刷牙。

4.选用短软毛的牙刷，顺着牙缝轻轻刷牙，以避免碰伤牙龈，引起出血。

5.用电动牙刷。电动牙刷清洁牙齿的效果好，可按摩牙龈，增进牙龈健康。

6.刷牙时要记得刷舌头，因为舌头上沉积着很多口腔中的细菌。

7.尽量少吃或者不吃粘牙的甜点或糖果。

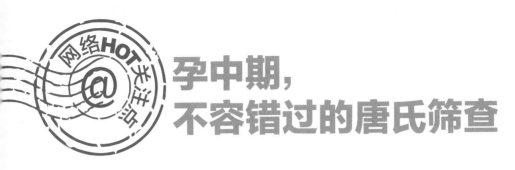

孕中期，不容错过的唐氏筛查

什么是唐氏筛查

唐氏筛查一般是抽取孕妈妈 2~5 毫升的血液，检测血清中甲胎蛋白（AFP）和人绒毛膜促性腺激素（β-HCG）的浓度，还有游离雌三醇（UE3），结合孕妈妈的预产期、年龄、体重和采血时的孕周，计算出"唐氏儿"的危险系数。

唐筛高危意味着"唐氏儿"吗

唐氏筛查是根据母血指标来推测胎儿情况，母血中的生化指标会受很多因素的干扰，这些因素使得唐氏筛查的结果不可能很精确。高危也并不一定就会生出唐氏儿，当然，并非中度风险和低风险的孕妇就不会生出唐氏儿。但从筛查数据看，大多数唐氏儿是在唐氏筛查判定为高风险的孕妇中诊断出来的。

如果唐筛结果诊断为高危，孕妇还需要做羊水穿刺或无创 DNA，以确认胎儿是否为唐氏儿。

唐筛最好在 15~20 周做，错过需要直接做羊水穿刺

一般 35 岁以内的孕妈妈做唐氏筛查最佳的检测时间是孕 15~20 周，因为无论是提前或是错后，都会影响唐氏筛查结果的准确性。错过这段时间可能需要直接做羊水穿刺（又叫"羊膜腔穿刺"）或无创 DNA。如果在筛查的过程当中，医院的报告确定是高危，医生也会建议做羊水穿刺。

唐筛检查是在孕 15 周到孕 20 周 +6 天（即孕 20 周零 6 天）之间进行，只有在准确的孕周进行检查才能起到筛查的作用。考虑到后续有可能进行进一步检查，如无创 DNA 筛查（无创基因筛查）、羊水穿刺产前诊断等，建议唐筛最好在孕 15~16 周进行。

扫一扫，听音频

生育年龄超过 35 岁做唐筛有意义吗

现代医学证实，唐氏综合征发生率与母亲怀孕年龄有相关。通过检查孕妇的血

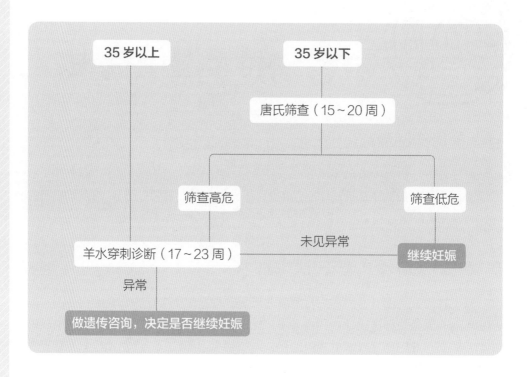

流程图：

- **35 岁以上** → 羊水穿刺诊断（17~23 周）
- **35 岁以下** → 唐氏筛查（15~20 周）
  - 筛查高危 → 羊水穿刺诊断（17~23 周）
  - 筛查低危 → 未见异常 → 继续妊娠

羊水穿刺诊断（17~23 周）
- 异常 → 做遗传咨询，决定是否继续妊娠

液可以得出一组数据，然后把这些数据和孕周、孕妇年龄等输入电脑，通过软件分析得出一个数值，这就是唐氏筛查的风险系数。由此可见，年龄是一个很关键的指标，年龄越大风险越高。其实想想也能知道其中的道理，高龄产妇的卵子质量、子宫环境、卵巢功能都有所下降，卵子如果出现老化，受精卵分化的时候就会出现问题，比如某一条染色体多分裂或少分裂，都会造成本来是双倍的染色体链条变成了单倍或者是三倍，于是出现染色体整倍数的异常，导致唐氏综合征。

34 岁及以上的孕妈妈属高危人群，做唐氏筛查的意义不大，即便做了筛查，结果也往往是高危的，还是会做羊水穿刺，而羊水穿刺是可以给出具体的诊断结果的。所以根据《中华人民共和国母婴保健法》大部分产科医生会建议高龄孕妈妈（怀孕年龄≥34 岁）直接做羊水穿刺。

唐筛结果高风险怎么办

筛查与诊断不同，不具有重复性，因此不建议唐筛高风险的孕妇重复进行筛查检测，要想知道胎儿是否真的患有该病，应当进行产前诊断。目前常用于诊断胎儿染色体异常的诊断方法包括羊水穿刺、无创 DNA 筛查。和唐筛一样，进行产前诊断是完全自愿的。但是，如果筛查高风险而不做诊断，将无法判断胎儿是否患病。

怎样看懂唐氏筛查报告单

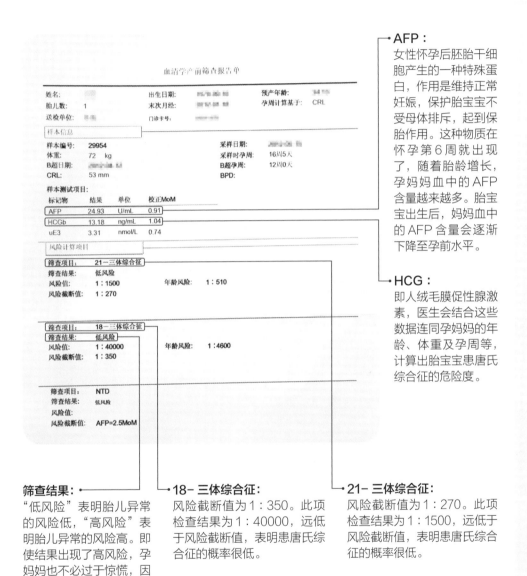

AFP：
女性怀孕后胚胎干细胞产生的一种特殊蛋白，作用是维持正常妊娠，保护胎宝宝不受母体排斥，起到保胎作用。这种物质在怀孕第6周就出现了，随着胎龄增长，孕妈妈血中的AFP含量越来越多。胎宝宝出生后，妈妈血中的AFP含量会逐渐下降至孕前水平。

HCG：
即人绒毛膜促性腺激素，医生会结合这些数据连同孕妈妈的年龄、体重及孕周等，计算出胎宝宝患唐氏综合征的危险度。

筛查结果：
"低风险"表明胎儿异常的风险低，"高风险"表明胎儿异常的风险高。即使结果出现了高风险，孕妈妈也不必过于惊慌，因为高风险人群中也不一定都会生出唐氏儿，还需要进行羊水细胞染色体核型分析确诊。

18-三体综合征：
风险截断值为1：350。此项检查结果为1：40000，远低于风险截断值，表明患唐氏综合征的概率很低。

21-三体综合征：
风险截断值为1：270。此项检查结果为1：1500，远低于风险截断值，表明患唐氏综合征的概率很低。

唐筛高危，需做补考：
羊水穿刺

羊水穿刺是什么

羊水穿刺，即羊膜腔穿刺检查，是最常用的侵入性产前诊断技术。胎儿染色体异常，如果不伴有结构异常的时候，B超就检查不出来，而通过羊水穿刺获取胎儿细胞，然后进行胎儿染色体核型分析，可以诊断胎儿染色体疾病，比如唐氏综合征。

羊水穿刺怎么做

羊水穿刺是在B超的引导下，将一根细长针通过孕妈妈的肚皮，经过子宫壁进入羊水腔，抽取羊水进行分析检验。羊水中会有胎儿掉落的细胞，通过对这些细胞的检验分析，可以确认胎儿的染色体细胞组成是否有问题。羊水穿刺主要是检查唐氏综合征，而一些基因疾病也能通过羊水穿刺得到诊断，如乙型海洋性贫血、血友病等。

 还有一种是快速羊水穿刺检查

还有一种检查FISH（也称为快速羊穿检查），所检查的染色体为13、18、21、X、Y数目，7个工作日左右出结果。应注意，FISH检查不能代替羊水穿刺，应以羊水穿刺的结果为最终依据。

需要做羊水穿刺的情况

并不是所有孕妈妈都需要进行这项检查，如果你有右侧一种情况，请考虑做相应检查：

"羊穿"妈妈

★ 34岁及以上的孕妈妈。

★ 产前筛查胎儿染色体异常高风险的孕妈妈。

★ 曾生育过染色体病患儿的孕妈妈。

★ 产前B超检查怀疑胎儿可能有染色体异常的孕妈妈。

★ 夫妇一方为染色体异常携带者。

★ 孕妈妈曾生育过单基因病患儿或先天性代谢病患儿。

★ 医生认为有必要进行的其他情形。

羊水穿刺有风险吗

羊水穿刺虽然是侵入性检查，但穿刺过程全部由B超监控，一般对胎儿不会造成伤害，只会稍微提高流产概率，约为0.3%。怀孕4个月时，羊水量至少会有400毫升，而羊水穿刺时只抽走20毫升左右，胎儿之后又会再制造，所以危险度非常低。

做羊水穿刺的黄金期

羊水穿刺手术的最佳时间是孕17～23周，报告结果约在6周以后才可获得。如果小于14周进行羊水穿刺术，此时羊水较少，会增高风险；如果超过23周进行穿刺，检验结果出来时胎儿已经过大，此时终止妊娠会有很大的风险。

术前术后注意事项

1 术前3天禁止同房；术前1天请沐浴；术前10分钟请排空尿。

2 术后至少休息半小时后无不良症状再离开医院。

3 术后24小时内不能沐浴，多注意休息，可以休息一周，避免重体力运动，但不要绝对卧床休息；术后半个月禁止同房。

4 在扎针的地方可能会有一点点痛，也有人可能会有一点阴道出血或分泌物增加。不过，只要稍微休息几天，症状就会消失，不需要服用任何药物。术后3天里如有腹痛、腹胀、阴道流水、流血、发热等症状，这些都是怀孕处于危险情况的迹象，请速到医院妇产科就诊。

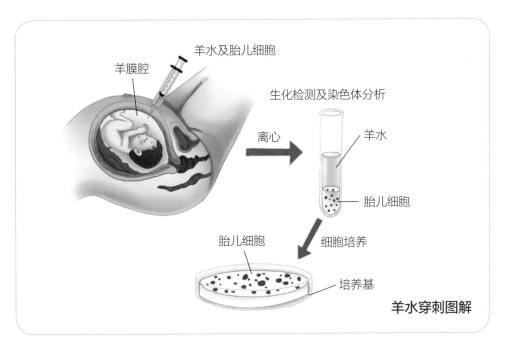

羊水穿刺图解

无创 DNA
也是另外一种选择

无创 DNA 与羊水穿刺的区别

相比于羊水穿刺，无创 DNA 的检查很简单，就是抽血，大约需要采集 10 毫升，从血液中提取游离 DNA 来分析胎宝宝的染色体情况，抽血针会比平时的稍微粗一点。

对比名称	羊水穿刺	无创 DNA
关键数据	0.3% 流产率	无流产风险
检出率	检出率 99%	检出率 99%
孕周	17～23	12～26
检查类别	所有染色体非整数倍	3 大染色体非整数倍
准确率	99%	92%～99%
安全性	有创	无创

羊水穿刺可以确诊，无创 DNA 如果为高风险，还需要羊水穿刺证实

关于无创 DNA 你需要知道的

1 抽取孕妈妈静脉血就可以精准估计胎儿是否有 3 种最常见的染色体疾病（21- 三体、18- 三体、13- 三体），不能查除了 21、18、13 号染色体之外的其他染色体异常。

2 体重过重，双胎，辅助生殖妊娠，1 年内输过血或做过同种免疫治疗，一方染色体异常，有基因病家族史的孕妇慎用或不适合做。

3 无创 DNA 不能取代羊水穿刺，如果无创结果有问题，还需要羊水穿刺来确诊。

养胎饮食
不当"糖妈妈"该怎么吃

权威解读 》《中国居民膳食指南 2016（孕期妇女膳食指南）》

孕中期营养增加和一天食物量建议

孕中期每天需要增加蛋白质 15 克、钙 200 毫克、热量 300 千卡。在孕前平衡膳食的基础上，额外增加 200 克奶，可提供 5~6 克优质蛋白质、200 毫克钙和 120 千卡热量，再增加鱼、禽、蛋、瘦肉共计 50 克左右，可提供优质蛋白质约 10 克和 80~150 千卡热量。

孕中期一天食物建议量：谷类 200~250 克，薯类 50 克，全谷物和杂豆不少于 1/3；蔬菜类 300~500 克，其中绿叶蔬菜和红黄色等有色蔬菜占 2/3 以上；水果类 200~400 克；鱼、禽、蛋、肉类（含动物内脏）每天总量 200~250 克；牛奶 300~500 克；大豆类 15 克，坚果 10 克；烹调油 25 克，食盐不超过 6 克。

均衡饮食，控制体重

通过饮食摄入的总热量是影响血糖变化的重要因素，所以孕妈妈必须限制每日从食物中摄入的总热量，要做到控制进食量、少吃肉、多吃蔬菜、适当吃水果。不要进食高糖、高热量的食物。最好让医院营养师根据你个人的情况制订适合自己的食谱。

选择低生糖指数食物

高生糖指数食物会刺激胰岛分泌更多的胰岛素，孕妈妈如果长期进食高生糖指数食物，会使胰岛 β 细胞功能的代偿潜能进行性下降，最后不能分泌足够的胰岛素使血糖维持在正常范围，从而发生妊娠糖尿病。

低生糖指数食物

种类	功效
谷类	如煮过的整粒小麦、大麦、黑麦、黑米、荞麦、玉米等制作的粗粮食品
豆类	绿豆、豌豆、红豆、蚕豆、鹰嘴豆等
奶类及奶制品	几乎所有的奶类及奶制品生糖指数都很低，如牛奶、脱脂牛奶、酸奶等
蔬菜类	白菜、菠菜、油菜、空心菜、西蓝花、茄子、洋葱等

避免过量吃甜食

甜食含有大量蔗糖、葡萄糖，比如巧克力、冰激凌、月饼、甜饮料等。吃了这些食品，糖分会很快被人体吸收，血糖陡然上升并持续一段时间（维持时间较短），造成血糖不稳定或波动，长期食用这些食物还会导致肥胖。所以"糖妈妈"忌大量吃甜食。

多吃富含膳食纤维的食物

在可摄取的分量范围内，多摄取高膳食纤维食物，如以糙米饭或五谷米饭代替白米饭，增加蔬菜的摄取量，多吃低糖新鲜水果，不喝甜饮料等，有助于平稳血糖。每日膳食纤维推荐量为25~30克。

吃零食要有节制

孕妈妈不能无节制地吃零食，尤其是糖果、点心、冰激凌等甜食，因为过量的糖进入身体会导致血糖快速升高，并导致孕妈妈或胎宝宝肥胖。所以千万不要为了饱口福而随心所欲地吃。喜欢吃零食的孕妈妈可以每天吃一小把坚果种子类食物，如核桃、杏仁等，这些食物富含不饱和脂肪酸，有助于稳定血糖水平，还有助于胎宝宝大脑发育。

 降低食物生糖指数的烹调方法

孕妈妈日常饮食中，除了避免吃过甜的食物外，还要选择一些降低食物生糖指数的烹调方法，这样能更好地控制血糖。

1. 蔬菜能不切就不切。食物颗粒越小，生糖指数越高。所以一般薯类、蔬菜等不要切得太小，可以多嚼几下，让肠道多蠕动，对血糖控制有利。

2. 高、中、低的搭配烹调。高、中生糖指数的食物与低生糖指数的食物一起烹饪，可降低生糖指数。如在大米中加入燕麦等粗粮同煮。

3. 急火煮，少加水。食物的软硬、生熟、稀稠、颗粒大小对食物生糖指数都有影响。加工时间越短、水分越多，食物生糖指数越低。

孕期营养厨房

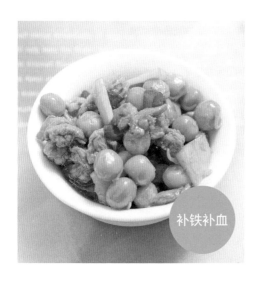

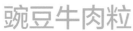
补铁补血

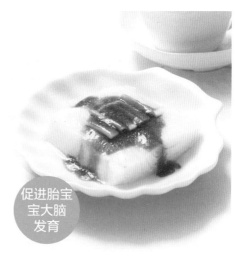
促进胎宝宝大脑发育

豌豆牛肉粒

材料 豌豆150克，牛肉200克，红椒10克。

调料 蒜片、料酒、生抽各10克，水淀粉30克，鸡汤40克，盐3克，姜片、香油各5克。

做法

1. 豌豆洗净；牛肉洗净，切成粒；红椒斜切成圈，备用。

2. 牛肉粒中加入料酒、盐和水淀粉拌匀腌制15分钟。

3. 大火烧开锅中的水，放入豌豆焯烫30秒，盛出过凉，捞出沥干水分待用。

4. 锅中倒油烧热，放入蒜片、姜片和红椒圈爆香，倒入腌好的牛肉粒翻炒片刻，加入豌豆，调入生抽、鸡汤和水淀粉翻炒均匀，淋入香油即可。

清蒸鳕鱼

材料 鳕鱼块300克。

调料 葱段、花椒粉、盐、料酒、酱油、水淀粉各适量。

做法

1. 鳕鱼块洗净，加盐、花椒粉、料酒抓匀，腌渍20分钟。

2. 取盘，放入鳕鱼块，送入烧沸的蒸锅蒸15分钟，取出。

3. 锅置火上，倒入适量油烧至七成热，加酱油、葱段炒出香味，倒入蒸鳕鱼的原汤，用水淀粉勾芡，淋在鳕鱼块上即可。

每天胎教 10 分钟

音乐胎教：听着《摇篮曲》，胎宝宝做个香甜的梦

这首《摇篮曲》（勃拉姆斯）就像一首抒情诗，孕妈妈的肚子就是胎宝宝的摇篮，轻轻抚摸胎宝宝，伴随着优美的音乐带他入眠吧！

这样听

熟悉旋律会让自己和宝宝都平静下来，想象宝宝在摇篮里恬然安睡的模样，是不是感到很甜蜜呢？勃拉姆斯创作的《摇篮曲》表现了母亲的温柔和慈爱。这首《摇篮曲》与舒伯特的《摇篮曲》不同，伴奏部分并没有模仿摇篮的摇动，而是描绘一种夜色朦胧的景象。听这首曲子好像使我们看到了一个年轻慈爱的母亲在月色朦胧的夜晚，借着月光轻声地在摇篮前吟唱。

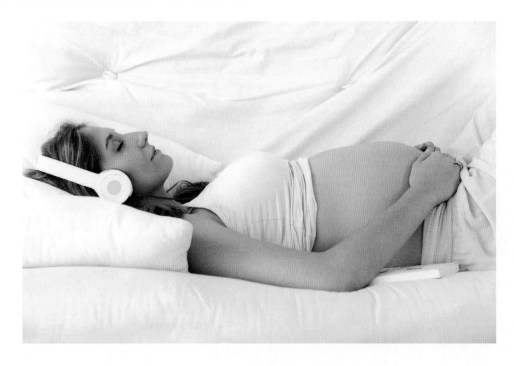

关于这首曲子

这首常用于小提琴独奏的《摇篮曲》，原是一首通俗歌曲。原曲的歌词为："安睡安睡，乖乖在这里睡，小床满插玫瑰，香风吹入梦里，蚊蝇寂无声，宝宝睡得甜蜜，愿你舒舒服服睡到太阳升起。"相传作者为祝贺法柏夫人次子的出生，作了这首平易可亲、感情真挚的摇篮曲送给她。法柏夫人是维也纳著名的歌唱家，勃拉姆斯曾听过她演唱的一首鲍曼的圆舞曲，当时勃拉姆斯深深地被她优美的歌声所感动，勃拉姆斯就作了这首曲子送给她的孩子。他利用那首圆舞曲的曲调，加以切分音的变化作为这首《摇篮曲》的伴奏，仿佛是母亲在轻拍着宝宝入睡。

美育胎教：和胎宝宝一起感受大自然的美好

在大自然的美景当中，人往往是最舒服的。孕妈妈多到大自然中欣赏美景，可以促进胎宝宝大脑的发育，促进胎宝宝与大自然的交融。大自然中空气新鲜，常呼吸新鲜的空气，对孕妈妈和胎宝宝的健康也很有好处。孕妈妈可以和准爸爸一起到附近公园的小树林里散散步，或者安排一次旅行，选择树木茂盛的地方，淋漓尽致地享受一番清爽的"森林浴"。

要穿比较宽松的衣服

穿轻便而宽松的衣服可以使皮肤更多地与空气接触。孕妈妈最好穿较为舒适轻便的运动鞋，鞋底较厚且弹性好的鞋最佳。还要记得穿袜子，保护好足部。

"森林浴"的最佳时间

进行森林浴的最佳时间是树木繁盛的初夏到初秋。这段时间温度和湿度适宜，植物杀菌素会被大量释放出来，让人心旷神怡。此外，一天当中最好的时段是上午10点左右。

"森林浴"的最佳方法

进行森林浴时，要保持内心平和，一边呼吸新鲜空气，一边给胎宝宝描述你所看到的景物，路边的花草、树木、蜜蜂、蝴蝶等，都是与宝宝进行对话的素材。

健康孕动
可以适当多一些运动

孕 4 月运动原则

☆ 随着胎宝宝的长大，他在子宫里更加稳定了，此时孕妈妈如果没有不舒服的表现，可以适当增加运动量。

☆ 不要在太热或太冷的环境下进行运动，因为孕妇体温过高或过低，都会影响胎儿发育。

手臂上抬伸展：
强健肩部肌肉，舒展脊椎

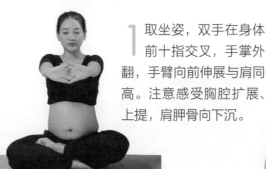

1 取坐姿，双手在身体前十指交叉，手掌外翻，手臂向前伸展与肩同高。注意感受胸腔扩展、上提，肩胛骨向下沉。

2 吸气，手臂向头顶伸展，掌心朝向屋顶，拉伸躯干，保持 3 个呼吸，然后呼气，放松还原。

下颌画圈：
防止颈椎酸痛，不让颈椎变形

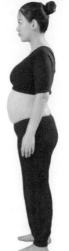

1 孕妈妈取坐姿或站姿，肩背挺直，双手自然下垂，伸展颈椎，两眼向前平视。

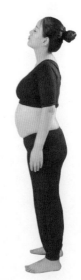

2 下颌向前探出，以下颌为基点，按顺时针方向转圈，转出时吸气，转回时呼气，共转 5~10 圈。

B 超出现异常，怎么办

B 超单子上出现了心室强回声，为什么会出现？

B 超发现后颅窝积液，怎么回事？

B 超发现心脏强回声光点，怎么回事

心脏强回声光点是孕中期 B 超筛查胎儿发育异常的软指标之一。心脏强回声光点多指胎儿心内乳头肌回声增强，发生率 0.5%~12%，与心脏结构畸形没有关系，不增加胎儿染色体异常的风险。所以当 B 超检查只发现胎儿心脏强回声光点而没有其他异常时，胎儿是安全的，可以继续妊娠。

B 超发现脉络丛囊肿，怎么回事

脉络丛囊肿是孕中期 B 超筛查胎儿发育异常的软指标之一。脉络丛囊肿指在胎儿颅内侧脑室中出现的大于 3 毫米的囊性结构，是其内充满了脑脊液的假性囊肿。2% 的胎儿会出现，其中大于 95% 的胎儿在孕 28 周之前可以自然消退。所以孤立性的脉络丛囊肿不会造成胎儿发育异常，也不增加胎儿染色体异常的风险。

B 超发现后颅窝积液，怎么回事

后颅窝积液指胎儿颅内后颅窝前后径大于 10 毫米，多见于孕晚期，如果没有发现其他胎儿结构异常，不增加胎儿染色体异常的风险。可以动态超声观察积液变化，必要时可做磁共振成像（MRI）进一步检查。但如果同时还发现其他颅内异常情况，就应该做胎儿染色体的检查。

B 超发现鼻骨短、鼻骨缺失，怎么回事

鼻骨短、鼻骨缺失是孕期 B 超筛查胎儿发育异常的重要软指标之一。指无法观察到鼻骨或长度小于 2.5 毫米。在孕早、中期有 0.5% 的正常胎儿和 43% 染色体异常（特别是 21-三体异常）的胎儿会出现这种情况，所以应该对这些胎儿进行染色体核型分析以检出异常的胎儿。不过，也有可能因为胎儿位置导致 B 超出现测量误差，这种情况需要复查复照，孕妈妈不用过于担心。

B 超发现股骨短，怎么回事

股骨短是孕期 B 超筛查胎儿发育异常的重要软指标之一。当 B 超发现股骨严重短小或弯曲骨折等时，就要同时考虑胎儿染色体异常了，要对胎儿进行染色体核型分析。

B 超发现心脏畸形，怎么办

胎儿心脏畸形有很多种，大多是通过胎儿超声心动检查诊断的。根据病变程度以及治疗后的心脏功能，与心脏外科手术医生和小儿心内科医生共同讨论，咨询能否手术、手术的风险、手术后的心脏功能、成年或者远期预后、可能的花费，综合这些因素与医生共同讨论，决定继续妊娠或终止妊娠。另外，如果继续妊娠的话，对于某些心脏畸形，尤其是合并其他系统畸形的情况，需要进行染色体或者基因分析等产前诊断，排除胎儿染色体异常的可能。

B 超发现唇腭裂，怎么办

大部分唇腭裂的胎儿不伴有其他结构的异常，这样的胎儿预后较好，出生后可通过手术修补治疗。但正中唇裂及不规则唇裂通常预后不良。约有 30% 的胎儿合并其他畸形或发育缓慢，其预后取决于伴发畸形的严重程度。所以当胎儿出现唇腭裂时，理想的情况是请高年资超声医生做出诊断，如伴有其他畸形的存在，就要做产前染色体核型分析。发现唇腭裂之后也要请整形科、口腔科医生会诊，了解手术的预后、喂养的问题、术后的功能恢复、远期的风险、可能的花费等问题，综合这些因素决定继续妊娠或者终止妊娠。

网络点击率超高的问答

专题

很多孕妈妈 3 个月以后就不吐了，为什么我反而吐得更厉害了？

马大夫回复：孕妈妈在怀孕的早期会出现如食欲缺乏、呕吐等早孕反应，这是孕妈妈特有的正常生理反应，通常会在孕 12 周左右自行缓解。但也有的孕妈妈会出现孕吐提前开始、迟迟不消退的情况，如果呕吐不是特别严重，都是正常的。

如果呕吐、恶心严重，建议到医院检查，排除是否有其他病理情况。柠檬汁、全麦面包、苏打饼干等食物对孕吐有改善作用。另外，孕妈妈因呕吐影响进食的话，建议喝点孕妇奶粉。

宫底高度与预测的孕周不符怎么办？

马大夫回复：在做产前检查时，医生会给你一个宫高的标准答案，并判断是异常情况还是个体差异，如果你的宫底高度与预测的孕周不符，主要是观察自身的变化，只要宫高随着孕周增长而逐渐增高，胎儿大小合适，就没有问题。医生若没有建议你做进一步检查，就不用担心。

怀孕以后肤色变深了是怎么回事儿？

马大夫回复：很多孕妈妈会发现自己的肤色在孕期变得越来越深，尤其是乳头、乳晕及外生殖器等部位，原本就已经存在的痣和雀斑，在怀孕的过程中会变得更加明显。孕妈妈不用担心，因为宝宝出生以后，这些色素沉着就会逐渐淡化直至消失，但有些可能不会完全消失，而是会变浅。

做B超显示胎宝宝比实际孕周小，怎么办？

马大夫回复： 在产检时，经常会遇到胎宝宝相对于月份来说体重较轻，需要综合分析孕妈妈的情况，比如孕周准不准，胎盘功能是否不良，是否有营养不良，是否合并内科、内分泌疾病，还有遗传因素等影响。

建议请营养科评估一下饮食状况，如果孕妈妈体重增长不达标，食欲也不好，就要进行膳食调整；如果体重增长正常，体重也比较合理，就有可能是遗传因素导致胎宝宝偏小，如父母双方有一方体形瘦小。还有可能是胎盘功能不良，胎宝宝得不到充足的营养，这种情况应寻求医生帮助。

是不是多吃水果宝宝皮肤好？

马大夫回复： 水果里面富含维生素C等多种维生素和钾等矿物质，对胎宝宝成长发育十分重要，但并不是吃得越多越好。一般孕中、晚期每天可以吃200～400克水果，相当于1个中型苹果、1根香蕉、1个猕猴桃。如果吃得太多，水果中的糖分会转化成脂肪储存在体内，容易导致体重超标。另外，宝宝皮肤质地、肤色很大程度是由遗传决定的，过分相信"妈妈多吃不果，宝宝皮肤白"是很片面的。

无糖饮料能喝吗？

马大夫回复： 很多所谓的无糖饮料，其实是用人造甜味剂（如阿斯巴甜）代替了糖，很多人以为这种饮料会比含糖饮料更健康。然而最新研究表明，如果孕妈妈大量饮用这种饮料，有引起早产的可能。

孕4月以后可以有性生活吗？

马大夫回复： 孕中期是可以有性生活的，但建议不要过频。此外，我们建议性生活采用男方在后，女方在前，从后面进入，相当于搂抱式，这样一方面不会进入太深，另一方面对孕妈妈腹部的压迫也会小点。孕晚期的性生活更要节制，临产前1个月要禁止性生活。

孕5月（孕17~20周）
感受到胎动了

孕妈妈和胎宝宝的变化

妈妈的身体：肚子显怀了

子宫 成人头部大小，在脐下 1~2 横指

　　怀孕进入稳定期。胎盘发育完成，宝宝能够通过脐带从妈妈身体获得营养和氧气。妈妈的肚子开始显现，乳房变大。今后，体重会以每个月增加 2 千克的速度增长。有的妈妈在 17 周左右就能感受到胎动了。

肚子里的胎宝宝：长头发了

身长 约 25 厘米　　**体重** 约 300 克

　　宝宝的大脑仍在发育着，头上长了一层细细的异于胎毛的头发。为了保护皮肤，宝宝的全身长满了胎毛，布满了在羊水中起到维持体温的像黄油般的"胎脂"。通过 B 超可看到宝宝的心脏已经发育成两心房两心室。

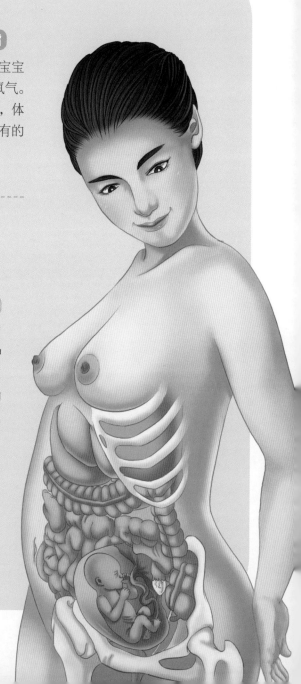

感受胎动，还不需计数

扫一扫，听音频

胎动如何反映胎宝宝的健康状况

如果胎宝宝的胎动比较有节奏、有规律，且变化不大，就说明胎儿的发育是正常的。胎动正常，表明胎盘的功能良好，输送给胎儿的氧气充足，胎儿在子宫内发育健全。如果胎宝宝胎动频率突然减少或者停止，可能是在子宫内有慢性窘迫的情况，比如缺氧，应让医生做紧急处理。有以下情形更要小心处理：12 小时无胎动，或者一天胎动少于 10 次，或与前一天相比胎动减少一半以上。

胎动次数是变化着的，孕妈妈的运动、姿势、情绪以及强声、强光和触摸腹部等，都会影响胎动。

哪些因素会影响孕妈妈对胎动的感受

羊水多少

孕妈妈个人敏感度

孕妈妈腹壁的薄厚

胎宝宝的任何运动都受到包裹他的羊水的保护，羊水少的孕妈妈对胎动的感受要明显一些。

对痛感很敏感的孕妈妈一般连很轻微的胎动也能捕捉到。一般经产妇比初产妇能更早感受到胎动。

一般来说，腹壁厚的孕妈妈对胎动的感觉会比较迟钝，而腹壁薄的孕妈妈则容易感受到胎动。

什么情况下胎动比较明显

1 对着肚子说话时。准爸爸和孕妈妈在和胎宝宝交流时，他很可能会用胎动的方式做出回应。

2 听音乐时。胎宝宝听到音乐时，往往会变得喜欢动，这是他在传达情绪呢。

3 吃饭以后。饭后孕妈妈体内的血糖含量增加，胎宝宝也"吃饱喝足"了，更有力气了，所以胎动会更频繁。

4 晚上睡觉以前。胎宝宝在晚上比较有精神，孕妈妈在这个时候也能静下心来感受胎宝宝的胎动，所以会觉得胎动比较频繁。

这个月能感受到胎动就行，不需要计数

胎动一般不少于每小时 3 次；12 小时明显胎动次数为 30~40 次。但由于胎宝宝存在个体差异，就像刚出生的宝宝一样，有的宝宝好动，有的宝宝好静。只要胎动有规律、有节奏、变化不大，都说明胎宝宝发育是正常的。因此这个时期进行胎动计数意义不是很大，只要感觉有胎动即可。

不同孕期的胎动变化

月份	胎动情况	孕妈妈的感觉	胎动位置	描述
孕 5 月	小，动作不激烈	细微动作，不明显	肚脐下方	像鱼在游泳，或是咕噜咕噜吐泡泡
孕 6 月	大，动作激烈	明显	靠近脐部，向两侧扩大	此时胎宝宝能在羊水中自由活动，感觉像在伸拳、踢腿、翻滚
孕 7 月	大，动作激烈	很明显，还可以看出胎动	靠近胃部，向两侧扩大	子宫空间大，胎宝宝活动强度大，动的时候可看到肚皮一鼓一鼓的
孕 8 月	大，动作激烈	明显，有时会伴有疼痛	靠近胸部	这是胎动最敏感、最强烈的时期，有时会让孕妈妈有微微痛感
孕 9 月	大，动作激烈	明显	遍布整个腹部	手脚的活动增多，有时手或脚运动会使孕妈妈肚皮突然鼓出来
孕 10 月	小，动作不太激烈	明显	遍布整个腹部	胎宝宝几乎撑满整个子宫，宫内活动空间变小，胎动减少

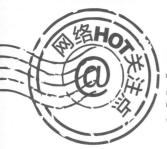

监测血压，
预防妊娠高血压

孕 20 周以后应密切监测血压变化

正常情况下，本月孕妈妈的血压较为平稳。孕 20 周是监测血压的关键时期。孕妈妈在孕 20 周以前出现高血压，多是原发性高血压；如果 20 周以前血压正常，20 周以后出现高血压（140/90mmHg），并伴有蛋白尿及水肿，称为妊娠高血压综合征（简称"妊高征"）。

正常的血压值应该是多少

医生或护士会在每次产检时用血压计测量并记录你的血压。目前，不少医院都使用电子血压计。血压计上会显示两个读数，一个是收缩压，是在心脏跳动时记录的读数；另一个是舒张压，是在两次心跳之间"休息"时记录的读数。健康年轻女性的平均血压范围是 110/70 ～ 120/80mmHg。

如果你的血压在一周之内至少有 2 次高于 140/90mmHg，而你平常的血压都很正常，那么医生会多次测量血压以判断你是否患有妊娠高血压。

哪些人要格外警惕妊娠高血压

初产妇；孕妈妈年龄小于 18 岁或大于 40 岁；多胎妊娠；有妊娠高血压病史及家族史；患慢性高血压；患慢性肾炎、糖尿病等疾病；营养不良及低收入；患红斑狼疮等自身免疫疾病。

血压测量连续几次居高不下，要引起重视

当血压读数高于你的正常水平，并且连续几次居高不下时，就会引起医生的关注。如果你的血压开始升高了，那你的尿常规结果对于接下来的诊断就至关重要了。如果你的尿液中没有出现蛋白质，被诊断为妊娠高血压的概率很高；如果你的尿液中有蛋白质，你可能处于子痫的早期阶段，因此，需要更频繁地做产前检查。

怎样预防妊娠高血压

1 定期检查，测血压、查尿蛋白、测体重；保证充足的休息，保持好心情。

2 控制体重，确保体重合理增长。孕期体重增长过快会增加妊娠高血压发病率。

3 饮食不要过咸，保证蛋白质和维生素的摄入。

4 及时纠正异常情况，血压偏高时要在医生指导下服药。

对付讨厌的妊娠纹，一定要试试这几招

怀孕期间，很多孕妈妈的大腿、腹部和乳房上会出现一些宽窄不同、长短不一的粉红色或紫红色的波浪状纹，这就是妊娠纹，主要是这些部位的脂肪和肌肉增加得多而迅速，导致皮肤弹性纤维因不堪牵拉而损伤或断裂而形成的。妊娠纹会在产后变浅，有的甚至和皮肤颜色相近，但很难彻底消失，所以最好提前预防。下面看看过来人给大家支了哪些妙招来预防妊娠纹。

控制好体重的增长

孕中、晚期每个月体重增长不要超过2千克，不要在某一个时期暴增，使皮肤在短时间内承受太大压力，从而出现过多的妊娠纹。

用专业的托腹带

专业的托腹带能有效支撑腹部重力，减轻腹部皮肤的过度延展拉伸，从而减少腹部妊娠纹。

按摩增加皮肤弹性

从怀孕初期就坚持在容易出现妊娠纹的部位进行按摩，增加皮肤的弹性。按摩油最好是无刺激的橄榄油或婴儿油。

使用预防妊娠纹的乳液

市面上有很多预防妊娠纹的乳液，也可以选择使用，但要咨询清楚，避免对胎宝宝造成伤害。

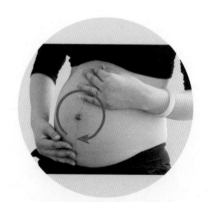

腹部下端是最容易出现妊娠纹的地方，可以将按摩乳放在手上，顺时针方向画圈，边抹乳霜边按摩腹部，能有效预防妊娠纹。

防治孕期脱发的小妙招

有些孕妈妈会出现孕期脱发的情况，主要有三方面的原因：一是怀孕后，受体内激素的影响而导致脱发；二是精神压力过大，导致毛囊发生改变和营养不良，进而使头发生长功能受到抑制，头发进入休止期而出现脱发；三是孕妈妈营养不良和新陈代谢出现异常，引起发质和发色的改变而导致脱发。孕妈妈长期脱发不利于自身的健康，所以预防孕期脱发很重要。

注意头发的护理

在孕期，孕妈妈要用适合自己的洗发水清洗头发，能有效清除头发上的油脂污垢，保持头皮清洁，有利于头发生长，避免脱发。注意护发素不要涂抹在头皮上，并要冲洗干净。

用指腹按摩头皮

孕妈妈洗头时，避免用力抓扯头发，应用指腹轻轻地按摩头皮，可促进头发生长。此外，梳头时应该先梳发尾，将发尾纠结的头发梳开，再由发根向发尾梳理，以防止头发因外力牵拉而分叉、断裂。

定期做营养发膜

如果孕期脱发严重，孕妈妈可以每2~3天使用一次营养发膜，或者直接用鸡蛋清涂在洗过的头发上，按摩后洗净。鸡蛋清中丰富的蛋白质可以为头发提供营养，增加头发的韧性。洗头不要太频繁，2~4天洗一次即可，水不要太热，避免过热刺激皮脂分泌更多，水温40℃左右即可。

按摩百会改善脱发

百会穴位于头顶部，两耳尖连线的中点处，孕妈妈可以用手指按头顶，用中指揉百会穴，其他两指辅助，顺时针转36圈，有熄风醒脑、升阳固脱的作用，可改善脱发。

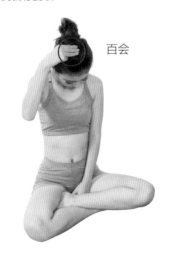

百会

和准爸爸安排一次小小的旅行

制订可行的外出计划

在制订行程时，要预留出足够的休息时间，出发前征求医生的同意。此外，在出发前必须查明到达地区的天气、交通、医院等，若行程是难以计划和安排的，有许多不确定因素的话，最好还是避开。

旅行时注意以下 5 点

准爸爸要全程陪同

孕妈妈不宜一人独自出门，如果与一大群陌生人做伴也是不合适的，最好是与准爸爸、家人或者好友等熟悉的人前往，会使旅程更愉快。当孕妈妈觉得累或不舒服时，也有人可以照顾。

选择合适的交通方式

短途旅行可以坐汽车，要系好安全带，每2小时要站起来活动一下。远途旅行最好选择火车或飞机。火车旅行宜选择卧铺的下铺。飞机座位最好选择靠近洗手间或过道的地方。

干净的饮食

旅行中的饮食应避免生冷、不干净或没吃过的食物，以免造成消化不良、腹泻等突发状况；奶制品、海鲜等食物容易变质，如不能确保新鲜，最好不吃；多喝开水，多吃水果，能防止脱水和便秘。

运动量不要太大或太刺激

运动量太大或太刺激容易造成孕妈妈的体力不堪负荷，而导致流产等不良结局。

随时注意身体状况

旅行中，身体如感觉疲劳要及时休息；如有任何身体不适，如阴道出血、腹痛、腹胀等，应立即就医。此外，孕妈妈如有感冒、发热等症状，也应及早看医生，不要轻视身体上的任何异常表现。

 孕期出行"选中间，避两头"，更安全

孕早期，胎盘发育还不成熟，与子宫壁连接也不牢固，加上有早孕反应，出行容易发生流产。而孕晚期，孕妈妈腹部隆起，身体沉重，且子宫敏感性增加，如果运动幅度较大或者腹部受到冲击，很可能引起子宫收缩，导致早产。所以孕早期和孕晚期都不适合出行。

孕中期胎宝宝最为"稳固"，且孕妈妈身体也不太沉重、状态最好，孕期不适和流产风险也降低很多，所以孕中期外出游玩最安全。

孕期失眠怎么办

孕期失眠烦恼多

对于孕妈妈来说，失眠不仅影响心情，而且对整个身体系统都可能造成伤害。因为睡眠不足可能导致孕妈妈体内的胰岛素水平过高，增加孕妈妈患妊娠糖尿病的风险，也容易使孕妈妈血压升高，造成产程迟滞，给分娩带来意料不到的障碍。

对付孕期失眠，过来人有哪些小妙招

很多孕妈妈都会因为各种原因出现失眠的情况，在实际生活中这些"过来人"总结出了很多缓解孕期失眠的小妙招，下面我们就分享一下。

妙招一：创造良好的睡眠氛围

选择家中安静的房间作为卧室，布置得温馨点，营造一个舒适的氛围。将灯光调得暗一些，挂上厚厚的窗帘或是隔音壁纸来隔绝噪声。此外，不要在卧室里放电视，或在床上看书、看手机、工作，这些都是导致入睡困难的原因。

妙招二：适当增加生活内容

孕妈妈要根据怀孕情况和个人爱好，适当增加生活内容，如听听音乐、进行放松训练、适当运动等，既有利于调节情绪，又有利于胎宝宝成长。

妙招三：养成规律的睡眠时间

孕妈妈尽量每晚在同一时间睡眠，早晨在同一时间起床，养成有规律的睡眠习惯，有助于调节孕妈妈的睡眠状态，提高睡眠质量。

妙招四：转变对睡眠的态度

失眠不可怕，对失眠本身的恐惧却可以加重失眠，因对睡眠需要的强烈动机而形成的紧张更不利于入睡。接受失眠的现实，放弃对睡眠的强烈渴望，形成"睡觉是为了放松、为了享受，应顺其自然"的观念，这样更有利于入睡。

妙招五：吃些助眠的食物

睡前喝杯温热的牛奶或者一小碗小米粥可改善睡眠，因为奶制品和小米中含有色胺酸——一种有助于睡眠的物质。此外，桂圆、莲子、红枣等食物也有养血安神的功效，能够促进睡眠。

 孕期失眠慎用药物

孕期，大部分孕妈妈的睡眠障碍多是心理因素引起的，极少部分是身体原因引起的。调理失眠应慎用药物，多采用心理引导，要积极引导孕妈妈转变和适应目前的怀孕状况，从对外界的高度关注转变到对即将为人母的幸福感的体验上来。

139

孕期抑郁，
可能是体内激素在作怪

扫一扫，听音频

怀孕是女人一生中最幸福的事情，但调查显示，有15%~25%的女性会有不同程度的孕期抑郁，主要是因为怀孕后体内激素分泌持续增加，引起大脑中调节情绪的神经传递发生了变化，会让孕妈妈感到疲惫、焦虑等，进而导致抑郁情绪。这时，孕妈妈要时刻提醒自己，这是怀孕后的自然反应，不必过于担心。但如果抑郁情绪比较严重，就要接受治疗，否则会严重影响母胎的健康，甚至影响产后更好地照顾宝宝。

孕期抑郁的表现

☆ 没有原因的想哭

☆ 感觉对身边事漠不关心，注意力下降

☆ 睡眠质量差

☆ 暴食或厌食

☆ 焦虑、内疚

☆ 疲劳、缺乏安全感

☆ 喜怒无常

如果孕妈妈发现自己有上述3种或3种以上症状，而且持续2周以上，那么很有可能是孕期抑郁，应及时与家人沟通，向医生咨询。

缓解孕期抑郁的 5 个方法

如果真的遭遇了孕期抑郁症，孕妈妈和家人也不要过于担心，可以尝试用这些方法来缓解。

1 自我放松。尽量放松自己，多做一些平时感兴趣的事，如看书、看电影、听音乐等。如果财务状况允许，职场妈妈可以适当请假休息。

2 向丈夫倾诉。将自己的烦恼多和丈夫交流。作为丈夫，要学会倾听，做孕妈妈最坚强的后盾。

3 与孕友分享。找几个孕周相近的朋友，一起分享怀孕过程中的不安和担忧，将自己的情绪释放出来，也是很好的减压方式。

4 生活规律。培养规律的作息时间，均衡饮食，合理运动，保证充足的睡眠，可以帮助孕妈缓解抑郁情绪。

5 及时就医。如果以上措施效果不佳，或是抑郁情况对日常生活造成严重影响，或孕妈妈的抑郁症状有加重的倾向，那么请一定要及时就医，医生可能会开一些对孕妈妈和胎宝宝影响较小的药物进行调理和治疗。

养胎饮食
促进胎儿大脑发育该怎么吃

增加优质蛋白质，来点低脂牛奶、鸡蛋和豆腐

优质蛋白质是胎宝宝大脑发育必不可少的营养素，瘦肉、蛋类、低脂牛奶和豆制品是优质蛋白质的绝好来源，不仅可以为人体提供优质蛋白质、磷脂、钙、锌等成分，还不会导致脂肪摄入过多。

增加不饱和脂肪酸，吃点坚果和海鱼

不饱和脂肪酸是大脑和脑神经的重要营养成分，核桃、葵花子、南瓜子、松子、开心果、腰果等坚果中富含不饱和脂肪酸，孕妈妈可以适量食用。每天以 25～30 克为宜，也就是一手掌心的量，进食过多容易导致肥胖。

鱼肉中富含 ω-3 脂肪酸，能促进大脑发育，但是鉴于当前的水域污染问题，吃鱼也不要过量，可以每周吃 1～2 次，每次在 100 克以内就行。吃鱼以清蒸、红烧、炖为主，不宜油炸，油炸不仅会导致脂肪含量高，还可能会使鱼的汞含量上升。

吃了未经煮熟的鱼可能会导致寄生虫或病菌感染，因此孕妈妈吃鱼一定要确保熟透，不宜吃生鱼片。

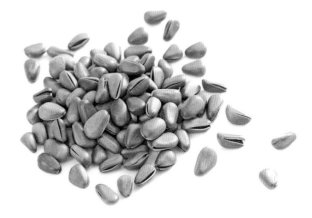

马大夫提醒 **可适当增加健康零食**

对孕妈妈来说，比较好的零食是水果、酸奶。此外，尽量选择天然来源的零食，比如南方的五香煮毛豆、煮菱角、茴香豆和奶油蚕豆，北方的烤红薯、红薯干、煮玉米和五香煮花生，能补充矿物质和膳食纤维等，是营养价值比较高的零食。

供给好脂肪，促进胎宝宝器官发育

脂肪是促进人体生长发育和维持身体功能的重要物质。胎宝宝大脑和身体其他部位的生长发育需要脂肪，尤其是胎宝宝的大脑，50%~60% 由各种必需脂肪酸构成。

在摄入脂肪时，应以植物性脂肪为主，多吃豆类、坚果等；适当食用动物性脂肪，如瘦肉、动物内脏、奶类等，避免食用肥肉、鸡皮、鸭皮等。

多吃高锌食物，避免胎儿发育不良

锌是体内多种酶的组成成分，参与体内热量代谢，与蛋白质的合成密切相关。胎儿缺锌会影响大脑发育和智力，出现低体重，甚至畸形。

牡蛎含锌量最高，其他海产品和肉次之。含锌比较高的植物性食物有黑芝麻、糯米、黄豆、毛豆、紫菜等；动物性食物有牛肉、猪肝、虾等。

增加维生素 A 或 β - 胡萝卜素的摄入，促进胎儿视力发育

维生素 A 对胎宝宝的视力发育、皮肤发育、提升抵抗力等关系密切。孕中期每天应摄入 770 微克维生素 A。动物性食物如动物肝脏、动物血、肉类等不但维生素 A 含量丰富，而且能直接被人体吸收，是维生素 A 的良好来源。

β - 胡萝卜素在体内可以催化生成维生素 A，在红色、橙色、深绿色蔬果中广泛存在，所以西蓝花、胡萝卜、菠菜、南瓜、芒果等也是维生素 A 的一个重要来源。

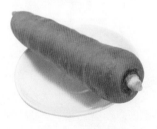

1 根胡萝卜（约 100 克）
含有 4107 微克胡萝卜素

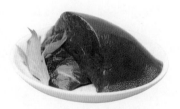

1/5 个猪肝（约 100 克）
含有 4972 微克维生素 A

孕期营养厨房

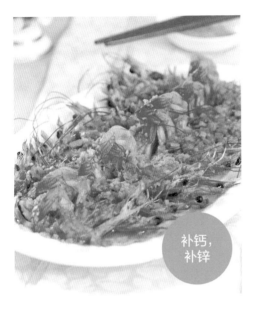

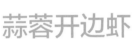

蒜蓉开边虾

材料 基围虾 200 克，蒜蓉 30 克。

调料 葱花、盐各 3 克，香油适量。

做法

1. 基围虾剪去虾须，挑去虾线，洗净。

2. 取盘，将收拾干净的基围虾整齐地平铺在盘内，均匀地撒上盐和蒜蓉，送入烧开的蒸锅中大火蒸 6 分钟，取出，淋上香油，撒上葱花即可。

 虾是优质蛋白质的来源，且富含多种矿物质，如钙、磷、锌等，孕妈妈吃虾，可以促进宝宝骨骼和脑部发育。

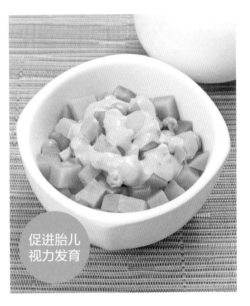

南瓜沙拉

材料 南瓜 300 克，胡萝卜 50 克，豌豆 30 克。

调料 沙拉酱 10 克，盐 3 克。

做法

1. 南瓜去皮洗净，切成丁；胡萝卜洗净削皮，切成丁。

2. 锅置火上，加清水烧沸，将南瓜丁、胡萝卜丁和豌豆下沸水煮熟后捞出，凉凉。

3. 将南瓜丁、胡萝卜丁、豌豆盛入碗中，加入沙拉酱、盐拌匀即可。

 南瓜含有丰富的钙、磷等，南瓜和胡萝卜中的胡萝卜素含量都很高，有利于胎儿的视力发育。

每天胎教 10 分钟

抚摸胎教前的准备工作

轻轻抚摸孕妈妈的腹部，是对胎宝宝的一种爱抚，可以促进胎宝宝的感觉系统发育。准爸爸还可以把耳朵贴在孕妈妈的肚皮上，听一听胎宝宝的声音。这种亲密的互动可以促进准爸爸、孕妈妈及胎宝宝的情感交流。

在做抚摸胎教前，孕妈妈要先排空小便，坐靠在床上，膝关节向腹部弯曲，双脚平放在床上，全身放松，此时的腹部较柔软，很适合抚摸。

抚摸胎教的方法

刚开始做抚摸胎教时，胎宝宝的反应较小，准爸爸或孕妈妈可以先用手在腹部轻轻抚摸，再用手指在孕妈妈的腹部轻压一下，给他适当的刺激。

胎宝宝习惯后，反应会越来越明显，每次抚摸都会主动配合。每次抚摸开始时，可以跟着胎宝宝的节奏，胎宝宝踢到哪里就按到哪里。重复几次后，换一个胎宝宝没有踢到的地方按压，引导胎宝宝去踢，慢慢地，胎宝宝就会跟上爸妈的节奏，按到哪踢到哪。

长时间进行抚摸胎教后，准爸妈可以用触摸方式分辨出胎宝宝圆而硬的头部、平坦的背部、圆而软的臀部以及不规则且经常移动的四肢。

哪些情况不宜进行抚摸胎教

1 胎动频繁时。胎动频繁时，最好不要做抚摸，要注意观察，等待宝宝恢复正常再进行。

2 出现不规则宫缩时。孕晚期，子宫会出现不规律的宫缩，宫缩的时候肚子会发硬。孕妈妈如果摸到肚皮发硬，就不能做抚摸胎教了，需要等到肚皮变软了再做。

3 习惯性流产、早产、产前出血及早期宫缩。孕妈妈如果出现这些现象时，则不宜进行抚摸胎教。

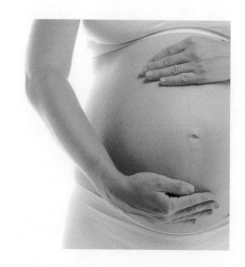

健康孕动　改善孕中期腰背酸痛

权威解读 》《中国居民膳食指南 2016（孕期妇女膳食指南）》

孕期如何进行适当的身体活动

若无医学禁忌，多数活动和运动对孕妇都是安全的。孕中、晚期每天应进行 30 分钟中等强度的身体活动。中等强度一般为运动后心率达到最大心率的 50%～70%，主观感觉稍疲劳，但 10 分钟左右得以恢复。最大心率可用 220 减去年龄计算得到，如年龄 30 岁，最大心率为 220－30＝190，活动后的心率以 95～133 次／分为宜。常见的中等强度运动包括：快走、游泳、打球、跳舞、孕妇瑜伽、各种家务劳动等。应根据自己的身体状况和孕前的运动习惯，结合主观感觉选择活动类型，量力而行，循序渐进。

孕 5 月运动原则

☆ 随着腹部的增大，很多孕妈妈都有背部和肩部疼痛的情况。孕妈妈可以通过简单的运动，如舒展运动、游泳等来缓解背部和肩部的疼痛。

☆ 别整天待在家里，可以每天适当做些户外运动。做户外运动时要穿上合脚舒适的鞋子。

☆ 保持良好的姿势，站立时骨盆稍后倾，抬起上半身，肩稍向后落下。此外，还要避免长时间站立。

猫式跪地：缓解腰背痛

孕妈妈的小腿及脚背紧贴垫子，十指张开撑地，指尖向前，手臂、大腿挺直与地面成直角。然后双臂向前伸直、平行着地，臀部向上撅起，跪趴在垫子上休息。

扫一扫，听音频

孕中期怎么补钙才科学

补钙时，有什么需要注意的吗？

如何补钙效果好？

孕中期，每天钙需要量为 1000 毫克

孕妈妈对钙的需要量随着胎宝宝的成长而变化。到了孕中期，孕妈妈对钙的需要量比孕早期要大。中国营养学会建议孕中期每天补充 1000 毫克的钙。

出现哪些情况表明严重缺钙

孕中期，如果孕妈妈已经补充了复合营养片，没有出现任何不适症状，就不需要单独补钙。但是，如果出现了小腿抽筋、牙齿松动、妊娠高血压综合征、关节疼痛、骨盆疼痛等症状，那就需要有针对性地补钙了。

哪些食物含钙量高

孕妈妈从食物中补钙以乳类及乳制品为好，虽然乳类的含钙量不是最高的，但是其吸收率是最好的。另外，水产品中的虾皮、海带等含钙量也较高，坚果、豆类及豆制品、绿叶蔬菜中含钙也较多，它们都是补钙的良好来源。

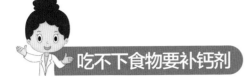

吃不下食物要补钙剂

如果孕妈妈由于受食量的限制，不能从饮食中摄入足量的钙，可从孕中期（孕18周左右）开始补充钙剂。

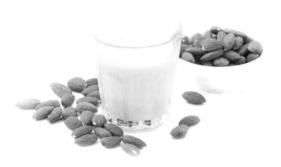

服用钙片不宜空腹

由于胃酸可以解离食物中的钙和各种钙剂中的钙，所以补钙不能空腹。晚饭后半小时是最佳的补钙时间。因为钙质容易与食物中的油类结合形成皂钙，会导致便秘，跟草酸结合形成草酸钙，容易形成结石，所以最好是晚饭半小时后再喝牛奶或者吃钙片。

钙的吸收没有维生素 D 怎么行

维生素 D 是一种脂溶性维生素。维生素 D 可以全面调节钙代谢，增加钙在小肠的吸收，维持血中钙和磷的正常浓度，促使骨和软骨正常钙化。

目前有关食物中维生素 D 含量的数据很少，主要是因为天然食物中很少富含维生素 D，而维生素 D 主要来源于动物性食物，如肉、蛋、奶、深海鱼、鱼肝油等，植物性食物中的香菇也含有较多的维生素 D。维生素 D 另外一个主要来源就是晒太阳，上午 9~10 点和下午 4~5 点都是晒太阳补维生素 D 的好时段。

 马大夫提醒 **孕期补钙可以通过食物 + 钙剂的方式**

从孕中期开始，胎儿进入了快速发育的时期，必须补充足够的钙质来保证四肢、脊柱、牙齿等部位的骨化。中国营养学会推荐孕妈妈在孕中期每天摄入 1000 毫克的钙。喝牛奶是孕妈妈补钙的聪明选择。孕妈妈如果在孕中期不能保证每天摄入 300~500 克牛奶（或含有等量钙质的奶制品），就需要补充一定量的钙剂。但现在市场上一些钙剂中含有对孕妈妈身体有害的元素，如镉、铋、铅等，长期服用可能导致重金属中毒，因此建议孕妈妈买质量有保障的钙剂。

网络点击率超高的问答

能根据胎动判断男孩女孩吗？

马大夫回复： 没有任何科学证据说明胎动可以判断男女，每个宝宝的性格都是不一样的，还是把这个谜底留到分娩那一刻揭开吧。

胎宝宝的检查结果和标准值有差异就是不合格吗？

马大夫回复： 每个胎宝宝都有独特性，检查结果会与标准值有所差异，足月时出生体重在2.5~4.0千克都是正常的。因为胎宝宝入盆或者体位的问题可能会造成测量误差，所以当你的检查结果和标准值不一样的时候，不要过于紧张，先咨询医生。

孕5月了，突然牙疼得要命，如何缓解？

马大夫回复： 牙痛是口腔科牙齿疾病最常见的症状。很多牙病都能引起牙痛，常见的有龋齿、急性牙髓炎、慢性牙髓炎、牙周炎、牙龈炎等。

孕妈妈最好去医院做全面检查，以便对症治疗。到孕5月，胎宝宝各方面发育都已经稳定，牙齿问题一般不会引起流产，但孕妈妈也要及时治疗，因为如果没有得到及时治疗的话，到孕晚期有可能会造成早产。

生头胎时没有妊娠纹，这次再怀也不会有吧？

马大夫回复： 尽管头胎没有长妊娠纹，但怀二胎时如果体重增长过快，还是有可能产生妊娠纹的。只要肚子变大，就会加重孕妈妈身体的负担，而皮肤的伸缩程度是有限的，体重增加过快，妊娠纹会随之出现。孕妈妈如果能让自己的体重缓慢增加，那么皮肤也能逐渐适应、展开，这样出现妊娠纹的可能性就会降低。

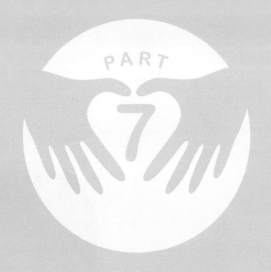

PART

7

孕6月（孕21~24周）
注意补铁补血，
应对四肢肿胀

孕妈妈和胎宝宝的变化

妈妈的身体：容易出现贫血

子宫 子宫底高度 20~24 厘米

　　这一时期，大部分孕妈妈感觉到了胎动。因为血容量增加了，孕妈妈很容易出现贫血。因乳腺发育，有些孕妈妈在洗澡时按压乳头，会有淡黄色的初乳溢出。

肚子里的胎宝宝：
长出了眉毛、睫毛

身长 28~30 厘米　　**体重** 600 克

　　头发稍微多了一些，开始长眉毛、睫毛、手指甲了。到目前为止，一直闭着的鼻孔打开了。宝宝的身体还很瘦，因为皮肤开始伸展开来，所以宝宝有皱纹了。骨骼、肌肉、神经进一步发育，动作更加有力、顺畅了。宝宝的耳朵开始听得见了。

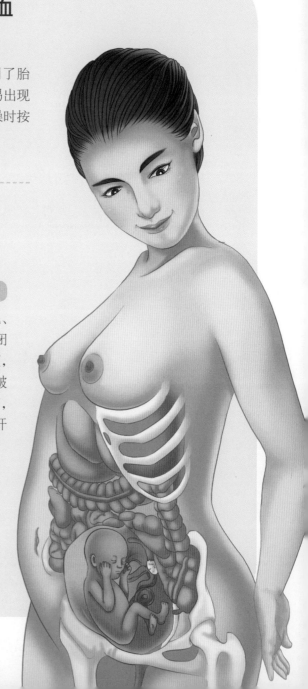

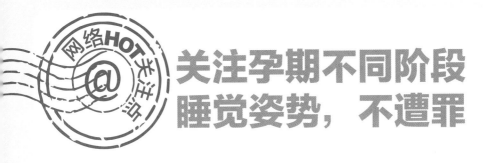
关注孕期不同阶段睡觉姿势，不遭罪

孕妈妈应该从什么时候开始注意睡姿

睡眠姿势对胎宝宝和孕妈妈的影响并不是从怀孕那一刻就开始的。而是随着子宫的增大、孕期的推进慢慢影响健康的。

睡眠姿势对胎宝宝和孕妈妈的影响，来源于子宫对腹主动脉、下腔静脉、输尿管的压迫，而增大的子宫才会产生这样的影响。到了妊娠6~7个月，子宫会迅速增大，此时睡姿容易对孕妈妈和胎宝宝产生影响，孕妈妈从这时起就要注意睡姿了。

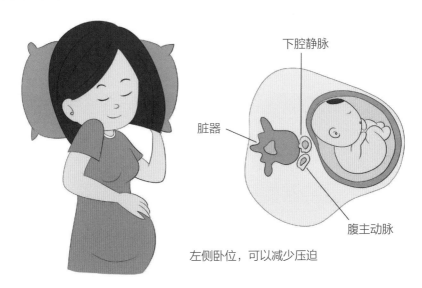

下腔静脉

脏器

腹主动脉

左侧卧位，可以减少压迫

孕妈妈左侧卧位有什么好处

当孕妈妈采取左侧卧位时，右旋的子宫得到放松，减少了增大的子宫对腹主动脉、下腔静脉和输尿管的压迫，同时增加了子宫、胎盘血流的灌注量和肾血流量，使回心血量和各器官的血液供应量增加，有利于减少妊娠高血压的发生，减轻水钠潴留和水肿。所以采取左侧卧位睡觉对胎宝宝的生长发育和孕妈妈的健康都是有好处的。

孕妈妈仰卧位可能产生的问题

孕妈妈仰卧位导致的直接问题是增大的子宫对脊柱侧前方腹主动脉和下腔静脉的压迫；间接影响是子宫、胎盘血流灌注量减少，回心血量、心血输出量减少，各器官血供减少，肾血流量减少，加重或诱发妊娠高血压，加重水钠潴留和水肿。

不必苛求整夜都保持左侧卧位

虽然左侧卧位有种种好处，但并不是要求孕妈妈整夜都保持左侧卧位，因为没人能整夜保持一种睡姿，孕妈妈只要做到以下几点就足够了：

1 躺下休息时，尽量采取左侧卧位，这样能减少增大的子宫对腹主动脉、下腔静脉和输尿管的压迫，增加子宫、胎盘血流的灌注量和肾血流量，减轻或预防妊娠高血压。

2 半夜醒来时发现自己没有采取左侧卧位，就改为左侧卧位，如果感觉不舒服，就采取让自己舒服的体位。胎宝宝有自我保护能力，如果他感觉不舒服时，就会让你醒来或者在睡梦中采取舒服的体位。

3 孕妈妈要相信身体的自我保护能力，如果仰卧位压迫了动脉，回心血量减少导致血供不足，即使在睡眠中也会自我改变体位。切记，感到舒服的睡眠姿势就是最好的姿势。

4 定时排便，改善便秘。定时排便可以给增大的子宫腾出更多的空间，减少子宫右旋的程度。

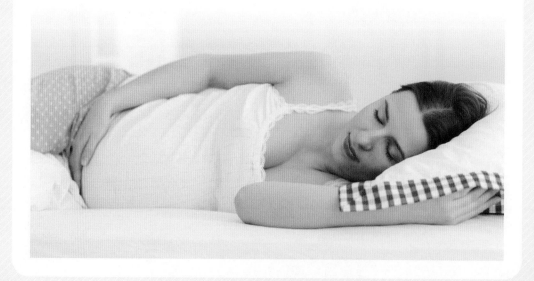

孕期静脉曲张，如何减轻症状

为什么孕中期容易发生静脉曲张

孕妈妈怀孕后，很容易出现下肢和外阴部静脉曲张。静脉曲张往往会随着妊娠月份的增加而逐渐加重。而且经产妇会比初产妇更加严重。这主要是因为在怀孕后，子宫和卵巢的血容量增加，以致下肢静脉回流受到影响。增大的子宫压迫盆腔内静脉，阻碍下肢静脉的血液回流，使静脉曲张更为严重。

缓解和预防静脉曲张的小妙招

避免体重增加过多

如果体重超标，会增加身体的负担，使静脉曲张更加严重。孕妈妈应将体重控制在正常范围之内，必要时可咨询医生。

不要久站或久坐

孕妈妈不能长时间站或坐，否则会影响下腔静脉和腹主动脉的血液供应量。在孕中、晚期，要减轻工作量并且避免长时间一个姿势站立或仰卧。坐时两腿避免交叠，以免阻碍血液的回流。

多采用左侧卧位

休息或者睡觉时，孕妈妈采用左侧卧位更有利于下肢静脉的血液循环。另外，睡觉时可用毛巾或被子垫在脚下，这样有利于血液回流，减小腿部压力，缓解静脉曲张的症状。

不要穿紧口袜和紧身裤

孕妈妈不宜穿紧口袜和紧身裤。医用弹性袜是孕妈妈的理想选择，这种袜子以适当压力让静脉失去异常扩张的空间。坚持穿这种袜子，因静脉曲张引起的不适症状，包括疼痛、抽筋、水肿等，都将伴随着静脉逆流的消除与静脉回流的改善而逐渐消除。

每天坚持锻炼

孕妈妈最好每天坚持锻炼，如散步、孕妇操等，这样有利于全身血液循环，能有效地预防静脉曲张。

孕期乳房巧护理，为哺乳做好准备

孕中期，乳房继续增大，可能出现妊娠纹

受到逐渐升高的激素的驱动，这一时期乳腺组织继续发育，血液的供应也增加，以用来支持这种扩张。主要表现为乳晕更加突出，乳房继续增大，表皮的纹理更加清晰。同时，由于乳房的增大，可能会出现妊娠纹。

乳头有初乳溢出

很多孕妈妈在这个时期乳房会分泌一些黄色液体，没有经验的孕妈妈可能以为自己的身体出现了问题。在孕期这是很正常的现象，要知道，乳房正在为未来制造乳汁开始做准备，这种黄色液体其实就是初乳，是将来宝宝的粮食。

在孕期，大脑垂体开始释放大量的催乳素，催乳素促使乳汁分泌。不过放心，它不会大量释放刺激泌乳，因为孕激素会抑制它的作用，直到孕妈妈生出宝宝，才开闸放奶。

按摩乳房，促进乳腺管通畅

从孕中期开始，孕妈妈的乳腺组织迅速增长，这时做做乳房按摩操，可以缓解胸大肌筋膜和乳房基底膜的黏着状态，使乳房内部组织疏松，促进局部血液循环，有利于乳腺小叶和乳腺管的生长发育，增加产后的泌乳功能，还可以有效防止产后排乳不畅。

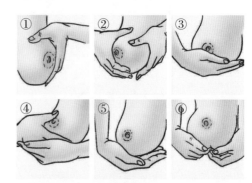

1 用一只手包住乳房。

2 用另一只手的拇指贴在乳房的侧面，画圈，用力摩擦。

3 按摩时用一只手固定住乳房，从下往上推。

4 另一只手稍微弯曲，贴在支撑着乳房的手的外部，用力往上推，再放下。

5 用手掌托撑乳房。

6 另一只手的小拇指放在乳房正下方，用力抬起。

睡觉的时候不要压着乳房

此时孕妈妈的乳房继续增大，乳腺也很发达了。睡觉时要采取适宜的睡姿，不要压着乳房，最好采取左侧卧位。如果睡觉时不小心压到乳房，醒来发现乳房上有黏黏的液体，也不要担心，这很可能是初乳。如果感觉疼痛，可能是乳腺管堵塞，需要及时去医院就诊。

乳房胀痛时可热敷缓解

很多孕妈妈在孕期都有乳房疼痛的情况，可以用温热的毛巾热敷整个乳房来缓解疼痛。

热敷时，水温应与体温相当，不宜太烫。

孕期做好乳腺检查

孕期的激素水平变化会导致一些疾病，比如乳腺炎，而这些容易被当成正常的乳房变化而被忽视，所以孕妈妈最好能做一次乳腺检查，尤其是乳房胀痛感明显时。

乳头内陷要及时矫正

如果孕妈妈有乳头内陷，可擦洗乳房后用手指牵拉；严重乳头内陷者，可以借助乳头吸引器和矫正内衣来矫正。使用吸引器的时候要注意，一旦发生下腹疼痛则应立即停止。曾经有过流产史的孕妈妈尽量避免使用牵拉的方法刺激乳头。

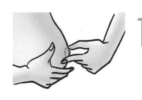

1 用一只手托着乳房，另一只手以拇指、食指和中指牵拉乳头下方的乳晕，改善乳头伸展性。

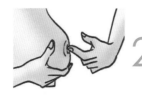

2 抓住乳头，往里压到感到疼痛为止。

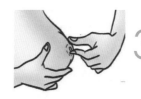

3 用手指拉住乳头，然后拧动，反复2~3次，使乳头凸起。

马大夫提醒 **对乳晕变黑这事儿别太纠结**

在整个孕期，乳晕会变大、颜色会变深，而且会持续整个哺乳期，哺乳期结束后乳晕会适当变小变浅，但恢复情况因人而异，即便不能完全恢复到孕前的模样，孕妈妈也要理性看待，就把这当成是"光荣印记"吧。

B超大排畸，
筛查大脑、四肢、心脏等畸形

最佳筛查时间为 20～24 周

B超大排畸最佳检查时间是孕20～24周，因为此时胎宝宝的基本结构已经形成，在子宫内的活动空间比较大，羊水量适中，对胎儿骨骼回声影响较小，图像比较清晰，能够比较容易地看到胎儿的发育状况，有利于医生查看胎宝宝是否存在畸形等异常。

如果太晚做，胎宝宝长大很多，在子宫内的活动空间变小，检查时就会由于遮挡等因素而看不到某些器官的形态结构，而羊水量的增加也会影响成像。

教你看懂B超单

双顶径（BPD）
头部左右两侧之间最长部位的长度，又称为"头部大横径"。当初期无法通过头臀长来确定预产期时，往往通过双顶径来预测；中期以后，在推定胎儿体重时，往往也需要测量该数据。在孕5月后，双顶径基本与怀孕月份相符合，也就是说，孕28周（7个月）时双顶径约为7.0厘米，孕32周（8个月）时约为8.0厘米。依此类推，孕8月以后，平均每周增长约0.2厘米为正常，足月时一般≥9.3厘米。

头围
测量的是胎儿环头一周的长度，确认胎儿的发育状况。孕24周的胎儿头围为22±1厘米。此B超单上结果为21.3厘米，在正常范围内。

腹围
也称腹部周长，测量的是胎儿腹部一周的长度。孕24周的胎儿腹围为18.74±2.23厘米。此B超单上结果为19.3厘米，在正常范围内。

股骨长
大腿骨的长轴，用于推断孕中、晚期的妊娠周数。孕24周的胎儿股骨长为4.36±0.5厘米。此B超单上结果为4.0厘米，在正常范围内。

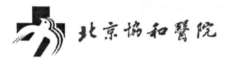

超声诊断报告

姓　名:		性　别: 女	年　龄:
科　室: 产科门诊			HISID:
病　房: ·········			病历号:

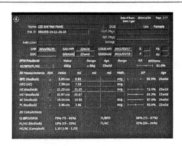

超声所见:

双顶径5.9cm, 头围21.2cm, 腹围19.3cm, 股骨长4.0cm

四腔心可见, 胎心规律

胃泡、膀胱、双肾可见, 脐带腹壁入口未见异常

脊柱强回声排列未见明显异常

双侧上肢肱/尺/桡骨、下肢股/胫/腓骨可见

上唇形态未见明显异常

胎盘前壁及右侧壁, 羊水4.8cm, 脐动脉S/D: 2.3

超声提示:

宫内中孕

2014-11-24 15:34:36　　检查医生: 　　　　　　记录员:

大排畸重点筛查什么

B 超大排畸是通过彩超了解胎宝宝组织器官的发育情况，主要排除先天性心脏病、唇腭裂、多趾、脊柱裂、无脑儿等重大畸形。

大排畸都排查什么

脸部： 首先胎宝宝有没有唇腭裂是重点排查项目，上唇连续就是正常的，同时排查腭裂、小颌畸形、鼻骨缺失等问题。

头部： 主要排查脑积水、无脑儿、小头畸形、21-三体的短头颅、18-三体的头骨突出等。

脊柱： 排除脊柱裂、脊柱肿块等。胎儿脊柱连续为正常，缺损为异常，提示可能脊柱有畸形。

腹部： 胎儿肚子里空间最大，器官也多，筛查只能保证主要部件齐全，排查脐部肠膨出、内脏外翻、肠道闭锁及巨结肠、肾积水、多囊肾及巨膀胱、尿道梗阻等主要问题，有些细小的管道存在的问题是无法看到的。

心脏： 孕 4 月后，胎宝宝心脏血管已经形成，并具有正常的胎心功能，此时通过 B 超，要明确心率、心律、心脏位置、大小、心脏腔室、血管等情况，排除心脏畸形。

脐带： 在正常情况下，脐带应漂浮在羊水中，如在胎儿颈部见到脐带影像，可能为脐带绕颈。

骨骼及四肢： 并不是把全身的骨头都看全，而是主要排查肋骨、锁骨、肩胛骨等方面的发育不良。对于上肢，就看上臂、下臂和手掌是不是存在；而对于下肢，就看大腿骨、小腿骨和脚掌骨是不是都有。

做 B 超时要把胎宝宝叫醒

B 超大排畸是对胎宝宝头部、脸部、躯干、骨骼等方面进行全面的检查，所以需要胎宝宝最好是活动的状态，这样更便于检查。但有时候胎宝宝并不配合，要么趴着不动，要么就不停地吃着大拇指看不到嘴唇……很多孕妈妈因为胎宝宝的不配合需要反复做 B 超。一般胎宝宝睡着的时候孕妈妈最好动一动，轻拍肚子叫醒宝宝，或者做一些安全的小运动，实在不行也可以吃点东西将胎宝宝弄醒。

养胎饮食
孕妈妈血容量增加，避免贫血该怎么吃

权威解读 〉《中国居民膳食指南 2016（孕期妇女膳食指南）》

关于铁的推荐量

孕中期和孕晚期每天铁的推荐摄入量比孕前分别增加 4 毫克和 9 毫克，达到 24 毫克和 29 毫克。孕中、晚期每天增加 20~50 克红肉可提供铁 1~2.5 毫克，每周摄入 1~2 次动物血和肝脏，每次 20~50 克，可提供铁 7~15 克，以满足孕期增加的铁需要。

孕期补铁，预防缺铁性贫血

铁能够参与血红蛋白的形成，从而促进造血。孕中期的孕妈妈对铁的需求量增加，如果铁的摄入量不足，孕妈妈可能会发生缺铁性贫血，这对孕妈妈和胎宝宝都会造成不利影响。

血红蛋白 110~150 克 / 升
96 偏低

血清铁蛋白 9~27 微摩 / 升
06 偏低

诊断结果：
缺铁性贫血

食补 + 铁剂 =
孕期完美补铁方案

血常规告诉你是否贫血

怀孕期间的女性血容量能增加 1300 毫升左右，但增加的主要是血浆，血液

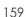

由血浆和血细胞组成，如果红细胞无法增加就会导致生理性贫血。贫血是孕期最常见的问题，孕妈妈可以通过血常规化验单和铁营养状态的检查来知悉自己是否贫血或缺铁。孕妈妈血清铁蛋白及血红蛋白检查是最敏感的指标。

定期检查血常规（血红蛋白）和血清铁蛋白，尽早确定是否有缺铁性贫血，两次孕检之间如怀疑缺铁性贫血应及时就医。医生会根据检查结果及症状确诊。

补铁首选动物性食物，吸收率高

铁元素分两种，血红素铁和非血红素铁，前者多存在于动物性食物中，后者多存在于蔬果和全麦食品中。血红素铁更容易被人体吸收，因此，补铁应该首选动物性食物，比如动物血、牛肉、动物肝脏、鱼类等。

猪肝补铁效果好，可每周吃1次

为预防缺铁性贫血，整个孕期都应该注意摄入含铁丰富的食物，如猪肝。为使猪肝中的铁更好地被吸收，建议孕妈妈食用猪肝坚持少量多次的原则，每周吃1~2次，每次吃20~50克。但是为避免猪肝的安全隐患，应购买来源可靠的猪肝，烹调时一定要彻底熟透再吃。

植物性食物中的铁不易吸收

植物性食物中铁的吸收率比动物性食物低，同时植物中的植酸、草酸等也会影响铁的吸收，因此补铁效果不是很理想。但是一些含铁量比较高的植物性食物可以作为补铁的次要选择，如黄豆、小米、红枣、桑葚、豌豆苗、菠菜、芝麻、木耳等。

补铁也要补维生素C，以促进铁吸收

维生素C可以促进铁吸收，帮助制造血红蛋白，改善孕妈妈贫血症状。维生素C多存在于蔬果中，如鲜枣、橙子、猕猴桃、樱桃、柠檬、西蓝花、南瓜等均含有丰富的维生素C，孕妈妈可以在进食高铁食物时搭配吃些富含维生素C的蔬果，或喝一些这些蔬果打制的蔬果汁，都是促进铁质吸收的好方法。

出现明显缺铁症状时，可服用铁剂

对某些孕妈妈来说，孕期仅从饮食中摄取的铁质，有时还不能满足身体的需要。对于一些中、重度缺铁性贫血的孕妈妈来说，可在医生的指导下选择摄入胃肠容易接受和吸收的铁剂。

常见的三种补铁药物每片的铁含量为：力蜚能150毫克、爱乐维60毫克、速力菲100毫克。

孕期营养厨房

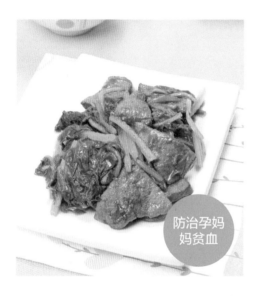

防治孕妈妈贫血

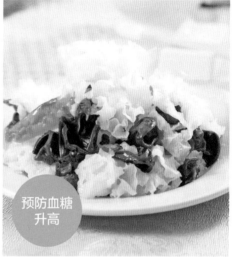

预防血糖升高

菠菜炒猪肝

材料 猪肝 250 克，菠菜 100 克。

调料 水淀粉 30 克，料酒 10 克，葱末、姜末、蒜末各 5 克，盐 3 克。

做法

1. 猪肝洗净，切片，加水淀粉、料酒抓匀上浆；菠菜择洗干净，焯水，捞出沥干，切段。

2. 锅置火上，倒油烧至六成热，炒香葱末、姜末、蒜末，放猪肝片炒散，放菠菜段、盐翻匀即可。

 菠菜富含铁和叶酸，猪肝富含维生素 A 和铁，二者一起食用可以为孕妈妈补充大量的铁，防止孕妈妈出现贫血，还能促进胎宝宝视力发育。

双耳炝苦瓜

材料 水发木耳、水发银耳各 50 克，苦瓜 100 克。

调料 葱花 3 克，盐 2 克。

做法

1. 银耳和木耳择洗干净，撕成小朵，入沸水中焯透，捞出；苦瓜洗净，除子，切条；取盘，放入木耳、银耳和苦瓜条，加盐拌匀。

2. 锅置火上，倒入适量油烧至七成热，放入葱花炒香，关火，将油淋在木耳、银耳和苦瓜条上拌匀即可。

 苦瓜中的苦瓜皂苷有助于平稳血糖；木耳和银耳中的膳食纤维有助于改善便秘和血糖。

每天胎教 10 分钟

情绪胎教：五子棋，准爸妈的快乐游戏

五子棋是一种两人对弈的纯策略性游戏，容易上手。孕妈妈和准爸爸今天就开始玩吧。

玩这个游戏能增强孕妈妈和胎宝宝的思维能力，而且还富有哲理，能帮助孕妈妈修身养性。

传统五子棋的棋具与围棋相同，棋子分为黑白两色，棋子放置于棋盘线的交叉点上。两人对局，各执一色的棋子，轮流下一子，先将横、竖或斜线的 5 个同色棋子连成不间断的一排者为胜。

美育胎教：看着漂亮宝宝的图片，放松心情

把漂亮宝宝的图片收集起来，贴在卧室或书房的墙上，一边欣赏一边期待自己也能生下同样漂亮的宝宝，孕妈妈的心情也会开朗起来，这也是一种不错的胎教方法。

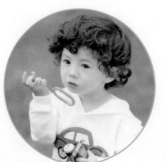

漂亮宝宝

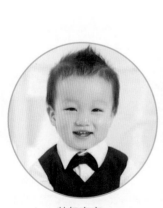

帅气宝宝

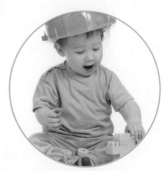

开心宝宝

健康孕动 改善静脉曲张和水肿

孕 6 月运动原则

☆ 每次锻炼要有 5 分钟的热身练习，运动终止也要慢慢来，逐渐放缓。

☆ 运动时最好选择木质地面或铺有地毯的地方，这样更安全。

☆ 如果感到不舒服和劳累，就休息一下，等感觉好转后再继续运动。

☆ 孕中期容易出现静脉曲张和水肿，可以做一些伸展四肢的运动，以促进血液循环，改善症状。

侧抬腿运动：促进腿部血液循环，摆脱水肿

1 孕妈妈左侧卧在垫子上，双膝微屈，左手支撑头部，右手自然地放在右膝处。

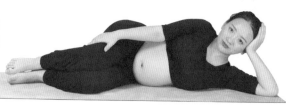

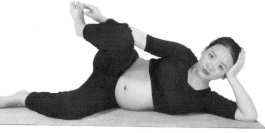

2 抬起右腿，尽量抬至右膝与头部同高，右手食指和中指抓住小脚趾。

注：也可以做 80 页推荐的腿部运动，有缓解水肿的作用。

3 慢慢伸直右腿，直到不能伸展为止，保持 3~5 秒，做深呼吸。恢复左侧卧姿势，休息 2~3 秒，重复上述动作 5~8 次。

4 身体换成右侧卧，换成左腿做同样的动作 5~8 次。

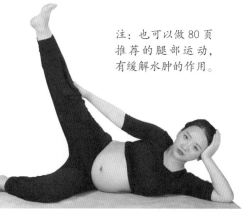

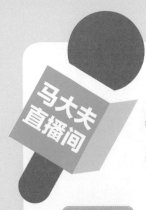

孕期膳食补充剂该如何补

市面上的营养补充剂琳琅满目，都需要补吗？

膳食补充剂补充的原则是什么？如何把握？

以食补为先，食物补不够再选用膳食补充剂

如果饮食能够满足孕妈妈一日营养需求时，不需要额外补充膳食补充剂。如果孕妈妈的饮食长期无法保证均衡营养时，遵医嘱选择营养补充剂。理想的情况是，测定营养指标来选择，请医生根据孕妈妈的膳食结构来推荐。

维生素 C 制剂，根据饮食来定

胎儿生长发育需要维生素 C，对胎宝宝的骨骼和牙齿的正常发育、造血系统健全等都有促进作用；孕妈妈长期缺乏维生素 C 时，易疲劳、牙龈出血等。

补充原则

如果每天蔬菜水果吃得比较多，可不用补充维生素 C 制剂。

如果孕妈妈感到身体疲劳、感冒不适等，可以适当补充维生素 C 制剂，最好选择从天然蔬菜水果中提取的。

钙剂，建议孕中、晚期每天1片

胎宝宝的骨骼和牙齿发育需要调动孕妈妈体内的钙。如果孕妈妈饮食中钙摄入长期不足，容易出现腿脚抽筋，同时骨钙会被调用以满足胎宝宝的需要，严重时会造成孕妈妈骨质软化，影响分娩。建议妊娠早期每日钙供给量为800毫克，妊娠中、晚期为1000毫克。

补充原则

孕妈妈每天喝2杯牛奶（约500克），能补充500毫克的钙质。豆腐、紫菜、海带、虾皮等也是钙的良好来源，可以适当多吃。但如果仍未满足一天的需求时，建议在孕中、晚期开始补钙，每天1片，最好选用含维生素D的钙剂。

蛋白粉对孕妈妈有帮助吗

关于蛋白质，孕早期和孕前可以保持一致，孕中期和孕晚期应比平时分别增加15克和30克。如果孕妈妈的胃口允许，能够通过饮食增加这些蛋白质，或基本满足上述的量，就不用补充蛋白粉。如果你是素食孕妈妈或摄入的优质蛋白质与建议量相差甚远，应该考虑补充蛋白粉。

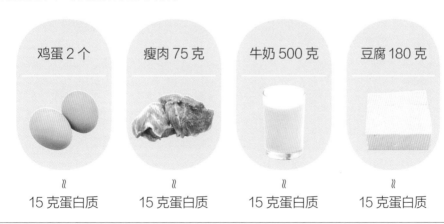

鸡蛋2个	瘦肉75克	牛奶500克	豆腐180克
≈	≈	≈	≈
15克蛋白质	15克蛋白质	15克蛋白质	15克蛋白质

注：不少孕妈妈会出现缺铁性贫血，需要在医生指导下补充铁剂，补充方法请参考160页相关内容。

网络点击率超高的问答

 专题

怀孕6个月了，还不显怀，需要调理吗？

马大夫回复： 每个孕妈妈的情况都是不一样的，有的是前期看着不明显，到了7个多月才慢慢显怀的，只要定期孕检，孕妈妈和胎宝宝都健康就行。

宝宝白天的胎动不多，晚上却很频繁，为什么？

马大夫回复： 每个胎宝宝都是不同的，习惯也不同，只要有规律就成。白天感觉不到胎动，可能是因为孕妈妈忙着做其他事情忽略了，而到了晚上对胎动的感觉更明显一些。这是正常的，没问题。

怀孕6个月能游泳吗？

马大夫回复： 可以的。妊娠5个月以后，胎宝宝的状况已经比较稳定了，此时孕妈妈可以主动参加适度运动。这样不但能控制体重，还能提高孕妈妈的抵抗力，改善妊娠不适，加强骨盆和腰部的肌肉，使宝宝在分娩时容易娩出。游泳是比较好的运动方式，能锻炼全身。

总是爱出汗是怎么回事？

马大夫回复： 怀孕后的女性基础代谢率会增高，因此孕中期以后很少会感觉到冷，甚至比男性更耐寒、更容易出汗。不过，如果天气转凉了，孕妈妈要适当保暖，不要穿得过于单薄，以不出汗为宜，以免感冒。

PART

8

孕 **7** 月（孕 25~28 周）
数胎动，做糖筛

孕妈妈和胎宝宝的变化

妈妈的身体：容易气喘吁吁

子宫 子宫底高度 24~28 厘米

　　子宫越来越大，肚子前面和上腹部都突出来了。由于大腹便便，孕妈妈重心不稳，所以在上下楼梯时必须十分小心，应避免剧烈的运动，更不宜做压迫腹部的姿势。孕妈妈在站立的时候为了保持平衡，会自然地向后倾，下肢容易水肿。此外，因子宫的压迫和激素的影响，有些孕妈妈还会出现便秘和痔疮等不适。

肚子里的胎宝宝：
能听到外界的声音了

身长 35~38 厘米　　**体重** 1200 克

　　皮肤厚度增加，基本完成发育，也能开闭眼睑了。孕 25 周时听力发育完成，所以宝宝除了能听到妈妈的心跳外，还能听到外界传来的声音。宝宝开始长脚指甲。此时的宝宝已经能完成一些细微的动作了，如蜷缩、舒展自己的身体，握住脐带和自己的手脚等。

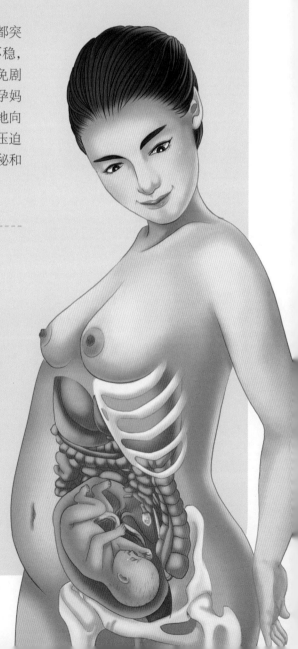

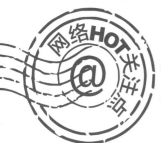

孕 24~28 周，妊娠糖尿病筛查

扫一扫，听音频

权威解读 《妇产科学第 8 版（妊娠特有疾病）》

妊娠糖尿病的诊断方法和处理原则

☆ 妊娠合并糖尿病中 80% 以上为妊娠期糖尿病。

☆ 临床表现不典型，75 克糖耐量试验是主要的诊断方法。75 克糖耐量试验的诊断标准为：空腹及服糖后 1、2 小时的血糖值分别为 5.1 毫摩/升、10.0 毫摩/升、8.5 毫摩/升，任何一项达到或超过对应数值则可诊断为妊娠糖尿病。

☆ 处理原则是通过饮食、运动积极控制孕妇血糖，预防母胎合并症的发生。

孕后血糖易升高

胰岛素是人体内唯一调节血糖的激素，怀孕后，孕妈体内会产生一些抗胰岛素样物质，这种物质会随着孕周的增加而增多，同时孕期吃得太多、热量太高、消耗太少，都会让胰岛不堪重负，导致血糖异常升高，发生妊娠期糖尿病。

"糖妈妈"高危人群有哪些

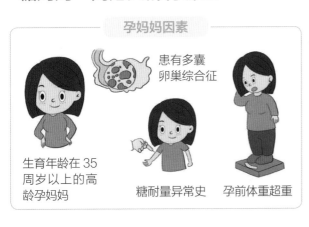

孕妈妈因素

患有多囊卵巢综合征

生育年龄在 35 周岁以上的高龄孕妈妈

糖耐量异常史

孕前体重超重

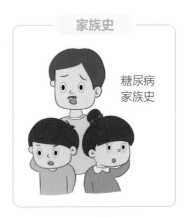

家族史

糖尿病家族史

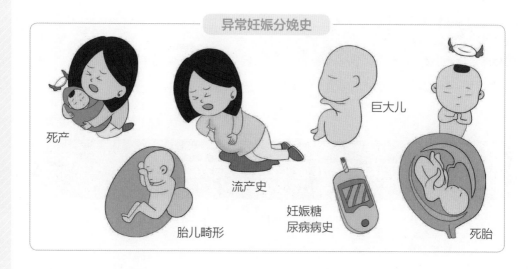

异常妊娠分娩史

死产

流产史

巨大儿

胎儿畸形

妊娠糖尿病病史

死胎

妊娠糖尿病筛查流程

妊娠糖尿病的筛查有两个途径，一个途径是做血糖筛查试验（GCT），简称糖筛，一个途径是葡萄糖耐量试验（OGTT），简称糖耐。其中，糖筛只喝一次糖水，只抽一次血，如果糖筛不过，需要做糖耐进行确认。糖耐需要喝一次糖水，抽三次血。其实糖筛的通过率不高，很多做了糖筛的孕妈妈还要再经历一次糖耐，所以现在有很多医院直接做糖耐，数据也比较准确。

50 克葡萄糖试验

筛查前空腹 12 小时（禁食禁水），医院会给你 50 克口服葡萄糖粉，将葡萄糖粉溶于 200 毫升温水中，5 分钟内喝完，喝第一口水开始计时，服糖后 1 小时抽血查血糖

如果 1 小时血糖值 <7.8 毫摩 / 升，那么恭喜你通过了检查，没有妊娠糖尿病的可能

如果 1 小时血糖值 ≥7.8 毫摩 / 升，需要进一步做 75 克糖耐量试验

诊断结果

以下 3 项数值中有 1 项或 1 项以上达到或超过正常值，就可以诊断为妊娠期糖尿病：
空腹：5.1 毫摩 / 升
1 小时血糖：10.0 毫摩 / 升
2 小时血糖：8.5 毫摩 / 升

75 克糖耐量试验

空腹 12 小时（禁食禁水），先空腹抽血，然后将 75 克口服葡萄糖粉溶于 300 毫升温水中，0 小时、1 小时、2 小时后分别抽血测血糖，正常值是分别是 5.1，10.0，8.5 毫摩 / 升

注：这里以北京协和医院的筛查流程为标准：分 2 步走，50 克糖筛没过需要继续做 75 克糖耐量试验。有的医院是直接做 75 克糖耐量试验。

读懂糖尿病筛查单

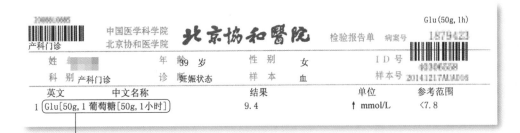

葡萄糖【50 克，1 小时】(Glu)
孕妈妈随机口服 50 克葡萄糖，溶于 200 毫升水中，5 分钟内喝完。从开始服糖计时，1 小时后抽静脉血测血糖值，血糖值≥7.8 毫摩 / 升，为葡萄糖筛查阳性，应进一步进行 75 克葡萄糖耐量试验。

做糖筛需要注意什么

1 糖筛的前一天要清淡饮食，适当控制糖分的摄入，但也不要过分控制，否则反映不出真实情况。

2 在做糖尿病筛查前，要先空腹 10 小时再进行抽血，也就是说孕妈妈在产检的前一天晚上 10 点以后应禁食。检查当天早晨不能吃东西、喝水。

3 喝葡萄糖粉的时候，孕妈妈要尽量将糖粉全部溶于水中。如果喝的过程中洒了一部分糖水，将影响检测的准确性，建议改天重新检查。

 马大夫提醒

没必要为了过糖筛"弄虚作假"

做这项检查是为了真实监测孕妈妈的身体状况，因此孕妈妈去做糖筛之前，除了空腹，不需要做特别的准备，不要刻意改变平时的饮食习惯，否则检测就没有任何意义了。如果为了达标而"弄虚作假"，欺骗的不仅是医生，更是你和宝宝。

想要糖筛一次过，我们需要的不是什么临时抱佛脚的独门秘籍，而是从怀孕开始就合理安排饮食，少食多餐、少油少盐、营养均衡，并根据自己的情况选择做一些温和的运动，比如散步、游泳、慢跑、瑜伽等。

糖尿病妊娠与妊娠糖尿病不完全是一回事

糖尿病妊娠需要区别于妊娠糖尿病

妊娠糖尿病（GDM）	糖尿病妊娠（PGDM）
• 孕前血糖正常，或高血糖但未达到糖尿病诊断标准 且 • 在孕期首次诊断 • 可以发生在孕期的任何阶段，但通常在孕24周后多见	• 妊娠发生在已知糖尿病患者 或 • 根据WHO标准在孕期首次诊断的糖尿病 • 可以发生在孕期的任何阶段包括孕早期

　　糖尿病孕妈妈分为两种情况：一种是妊娠前已有糖尿病，又称"糖尿病妊娠"（PGDM），另一种是妊娠前糖代谢正常，妊娠后才出现的糖尿病，又称"妊娠糖尿病"（GDM）。据统计，在所有糖尿病孕妈妈中，80%以上为妊娠糖尿病，而糖尿病妊娠不足20%。

延伸阅读

2016年美国糖尿病学会（ADA）糖尿病医学诊断标准

• 空腹血糖（FPG）≥7毫摩/升（126毫克/分升）
• 或餐后2小时血糖（2hPG）≥11.1毫摩/升（200毫克/分升）
• 或糖化血红蛋白（HbA1C）≥6.5%
• 或高血糖典型症状或高血糖危象加任意时间血浆葡萄糖≥11.1毫摩/升（200毫克/分升）即可诊断患有糖尿病。

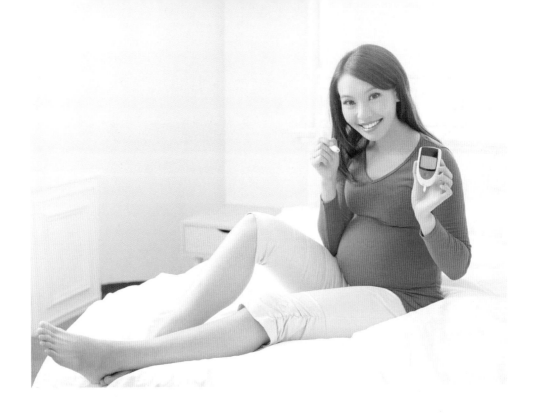

　　妊娠糖尿病的诊断标准要比普通人更严格。这是因为孕妈妈除了自身对热量有需求外，还得供应胎儿生长所需要的热量，而这些热量只能来自母体的血糖，因此妊娠期血糖本身就应比非妊娠期要低。另外，母体的血糖会通过胎盘直接运输到胎儿体内，将血糖保持在较低范围，对胎儿胰岛刺激较小，使胎儿幼小的胰岛不必天天被母体流来的高糖血液所刺激，产生胎儿胰岛细胞增生，而后者正是新生儿低血糖、小儿肥胖和长大后肥胖乃至发生糖尿病的重要原因。

延伸阅读

2015 年 FIGO（国际妇产科联盟）指南和 2017 年 ADA 指南
对妊娠糖尿病的认定标准

　　两者判定的标准是一致的，对妊娠期糖尿病（GDM）都是这么诊断的，在妊娠 24 ~ 28 周采用 75 克口服葡萄糖耐量试验（OGTT）：

- 空腹血糖 ≥ 5.1 毫摩 / 升
- 或餐后 1 小时血糖 ≥ 10.0 毫摩 / 升
- 或餐后 2 小时血糖 ≥ 8.5 毫摩 / 升
- 血糖值满足以上任何一点即可诊断为妊娠糖尿病（GDM）
北京协和医院在诊断妊娠糖尿病时采用这种标准。

糖尿病妊娠和妊娠糖尿病的不同点

血糖升高的时机不同

糖尿病妊娠是女性在怀孕前糖尿病就已经存在，可能在孕前已经确诊，也可能在孕前未被发现。而妊娠糖尿病是指怀孕前糖代谢正常或有潜在糖耐量减退，怀孕后才出现的糖尿病。

诊断标准不一样

糖尿病妊娠，其诊断标准与普通糖尿病患者完全相同。有一些孕妈妈在怀孕前从未化验过血糖，但在妊娠后的首次产前检查中，只要血糖升高达到诊断糖尿病的任何一项标准（见172页），也应诊断为孕前糖尿病，尽管其高血糖是在怀孕以后才发现的。妊娠糖尿病诊断过程和认定标准见173页。

孕前准备不同

糖尿病妊娠的女性最好在孕前把血糖控制在正常水平，在医生指导下选择口服降糖药或是胰岛素。另外，还要围绕糖尿病并发症进行全面筛查，包括血压、心电图、眼底、肾功能以及HbA1C等。最后，由内分泌科医生和妇产科医生根据检查结果评估是否适合怀孕。如果孕前血糖正常，怀孕过程中需要注意控制热量摄入、适度运动，预防妊娠糖尿病。

对母胎的影响不同

孕前有糖尿病的女性，一旦血糖控制不好，其不良影响贯穿整个孕期，如孕前高血糖容易导致不孕，孕早期可显著增加流产、胎儿畸形等的风险，妊娠中、晚期高血糖可显著增加巨大儿、早产、剖宫产的概率。因此，在孕中期B超检查的重点应放在胎儿心血管和神经管系统，排除胎儿严重的畸形。

妊娠糖尿病主要发生在妊娠中、晚期，对胎儿的影响主要是引起巨大儿、诱发早产、增加分娩难度和剖宫产率等，对孕妈妈来说可能诱发酮症酸中毒。

治疗时程不同

糖尿病妊娠的血糖控制贯穿孕前、妊娠期及产后，需要终身治疗。妊娠糖尿病的血糖升高多始于妊娠的中、晚期，随着分娩的结束，血糖大多可恢复正常（少数例外），也就是说，对大多数妊娠糖尿病患者的降糖治疗主要集中在孕中、晚期。分娩之后仍需注意监测血糖，控制饮食，坚持运动，避免发展成为真正的糖尿病。

治疗难度不同

患糖尿病的女性怀孕后，其血糖升高及波动往往比孕前更明显，且难以控制，几乎都需要使用胰岛素来控制血糖。

相较来说，妊娠糖尿病患者的糖代谢紊乱较轻，大多数通过控制饮食、适当运动就能使血糖控制达标，只有少数孕妇需要用胰岛素控制血糖。

预后不同

孕前就有糖尿病的女性分娩后糖尿病仍然存在，治疗不能中断。绝大多数妊娠

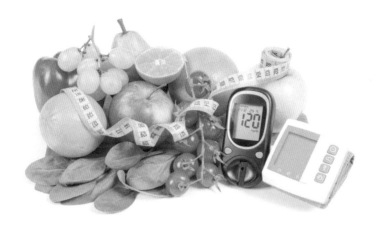

糖尿病患者产后血糖即可自行恢复正常，要遵医嘱调整或者停止用药。需要注意，妊娠糖尿病患者需要在产后6～12周做糖耐量试验，重新评估糖代谢情况。如果达到糖尿病诊断标准，即确诊为糖尿病；如果正常，今后每隔2～3年要再复查血糖。妊娠糖尿病是2型糖尿病的高危因素，患者日后罹患糖尿病的风险很高。

糖尿病妊娠和妊娠糖尿病的相同点

血糖控制一样严格

无论是糖尿病妊娠还是妊娠糖尿病，都必须严格控制血糖，具体目标是：空腹、餐前或睡前血糖3.3～5.3毫摩/升，餐后1小时血糖≤7.8毫摩/升，或餐后2小时血糖≤6.7毫摩/升，夜间凌晨血糖4.4～5.6毫摩/升，HbA1C尽可能控制在6.0%以下。

都应警惕低血糖

由于妊娠期的血糖控制目标比非妊娠时更加严格，这就意味着患者面临着更大的低血糖风险，而低血糖同样会对母胎造成严重的伤害。因此，千万不可忽视对妊娠期的血糖监测，应当增加监测频率，在确保血糖达标的同时，尽量避免发生低血糖。

降糖药物均首选胰岛素

怀孕期间，无论是哪种类型的糖尿病，如果单纯饮食控制不能使血糖达标，皆需选用胰岛素治疗，并且人胰岛素优于动物胰岛素。

做好饮食控制，别矫枉过正

与普通糖尿病患者不同，孕妈妈的饮食控制不宜过严，要求既能保证孕妈妈和胎宝宝热量需要，又能维持血糖在正常范围，而且不发生饥饿性酮症，最好采取少食多餐制，每日分5～6餐，并尽可能选择低生糖指数的碳水化合物。

病情监测用血糖，不用尿糖

这是因为孕妈妈肾糖阈下降，尿糖不能准确反映血糖水平。如果尿酮阳性而血糖正常或偏低，考虑为"饥饿性酮症"，应及时增加食物摄入；若尿酮阳性且血糖明显升高，考虑为"糖尿病酮症酸中毒"，应在医生指导下按酮症酸中毒治疗原则处理。

养胎饮食
胎儿生长加速，该怎么吃

权威解读〉《中国居民膳食指南 2016》

每天摄取的食物种类最好达到 12 种以上

　　孕妈妈饮食种类越多越好，可确保膳食结构的合理性和营养的均衡性，避免饮食单一对母体和胎儿的不利影响。孕妈妈每天不重复的食物种类应该达到 12 种以上，如果每天进食有难度，也可以每周为单位，每周达到 25 种。

```
                    每周 25 种
```

谷类、薯类、杂豆	蔬菜、菌藻、水果	禽肉、畜肉、鱼、蛋	奶、大豆、坚果
每天 3 种以上 每周 5 种	每天 4 种以上 每周 10 种	每天 3 种 每周 5 种	每天 2 种 每周 5 种

每天都要有奶及奶制品

　　牛奶、酸奶等具有营养丰富、易消化吸收的特点，含有丰富的蛋白质、维生素 A、维生素 B_2 及钙、磷、钾等多种矿物质，是孕妈妈膳食中钙的最佳来源，也是优质蛋白质的良好来源。从孕中期开始，孕妈妈每天宜摄入 300~500 克牛奶。也可以食用奶酪、酸奶等奶制品，能够补充同样的营养。

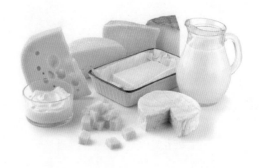

摄入维生素 C，防止妊娠斑、促进胎儿结缔组织发育

很多孕妈妈会出现妊娠斑，要防止妊娠斑的出现，除了注意休息和睡眠外，还要多喝水、多吃蔬果，尤其是番茄（熟吃），它含有抗氧化剂番茄红素，有很好的抗氧化功效。西蓝花、黄瓜、草莓等富含维生素 C 的蔬果也可以增强皮肤弹性。

胎儿大脑发育加快，每天应吃一掌心的坚果

花生、腰果、核桃、葵花子、开心果、杏仁等坚果类食品，孕妈妈每天可选择其中一种食用。坚果类富含多不饱和脂肪酸、维生素 E 和锌，可促进食欲，帮助排便，对孕期食欲缺乏、便秘都有好处。但是坚果类油性比较大，而孕妈妈的消化功能相对较弱，过量食用很容易引起消化不良，每天一掌心的量就足够了。

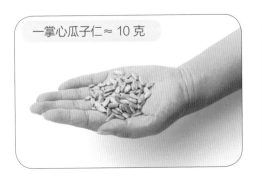

一掌心瓜子仁 ≈ 10 克

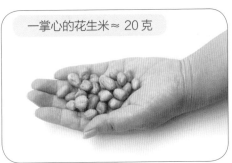

一掌心的花生米 ≈ 20 克

多吃富含铜的食物，预防早产

铜元素是无法在人体内储存的，所以必须每天摄取。如果摄入不足，就会影响胎儿的正常发育。孕中、晚期如果缺铜，则会使胎膜的弹性降低，容易造成胎膜早破而早产。补充铜质的最好办法是食补，含铜丰富的食物有口蘑、海米、榛子、松子、花生、芝麻酱、核桃、猪肝、大豆及豆制品等，孕妈妈可选择食用。

远离反式脂肪酸

研究表明，摄入大量含有反式脂肪酸的膳食对孕妈妈的心血管系统和胎儿的生长发育有不良影响。食物经高温煎炸后，反式脂肪酸含量比之前高，如炸薯条、炸糕等；在甜食和含人造黄油的食物中，如面包圈、甜甜圈、饼干、蛋糕等中含量也很高，孕妈妈要远离这些食物。

孕期营养厨房

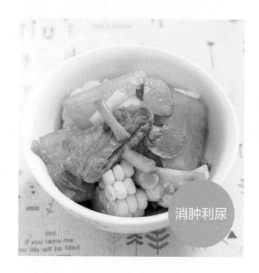

消肿利尿

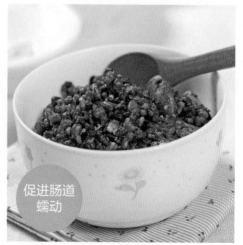

促进肠道
蠕动

冬瓜玉米焖排骨

材料 排骨 400 克，冬瓜、玉米各 150 克。
调料 葱段、蒜片、姜片各 5 克，生抽 10 克，盐 3 克。

做法

1. 排骨洗净，切块，煮 8 分钟，捞出，用水冲洗，沥干；冬瓜去皮、瓤，洗净，切片；玉米去皮，洗净，切段。

2. 锅内倒油烧热，爆香蒜片、姜片，倒入排骨块翻炒几下，再加入玉米段翻匀，加适量开水，盖盖子，水开后转中火焖 1 小时，加冬瓜片再煮 10 分钟。

3. 打开盖子，加盐、生抽翻匀，放葱段翻匀即可。

 功效速查 排骨可帮孕妈妈补充蛋白质、维生素和钙，具有滋阴壮阳、益精补血的功效；玉米、冬瓜可帮助孕妈妈消除水肿、护肤美白。

杂豆粗粮饭

材料 大米、糙米、小米、紫米、红豆、绿豆、芸豆各 30 克。

做法

1. 大米、小米分别洗净，大米用水浸泡 30 分钟；糙米和紫米混合洗净，用水浸泡 2 小时。

2. 红豆、绿豆、芸豆混合洗净，用清水浸泡 4 小时。

3. 将大米、小米、糙米、紫米、红豆、绿豆、芸豆倒入电饭锅中，加适量水，摁下"蒸饭"键，蒸至电饭锅提示米饭蒸好即可。

 功效速查 这碗饭搭配了粗细粮，膳食纤维丰富，能促进肠道蠕动，对便秘有一定的缓解作用。

补充膳食纤维，
预防和改善孕中、晚期便秘

膳食纤维促进肠道蠕动，帮助排便

孕妈妈可在饮食中适量增加富含膳食纤维的食物，能促进肠道蠕动、保护肠道健康、预防便秘。膳食纤维还能帮助孕妈妈控制体重，预防龋齿，预防糖尿病、乳腺病、结肠癌等多种疾病。

扫一扫，听音频

孕妈妈每天需要 25 克膳食纤维

建议孕妈妈每天摄入 25 克左右的膳食纤维。要摄入这 25 克膳食纤维，孕妈妈每天可吃 60 克魔芋、50 克豌豆和 75 克荞麦馒头就够了。

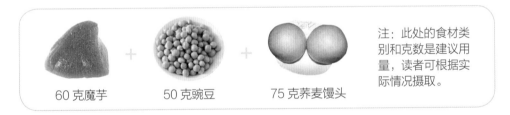

60 克魔芋 + 50 克豌豆 + 75 克荞麦馒头

注：此处的食材类别和克数是建议用量，读者可根据实际情况摄取。

膳食纤维有可溶性和不可溶性，不是有筋食物含量就高

膳食纤维根据水溶性的不同分为可溶性和不可溶性两种。可溶性膳食纤维主要存在于水果和蔬菜中，如胡萝卜、柑橘、绿色蔬菜、魔芋、海带，尤其是橙子、橘子等柑橘类水果中含量较多。不可溶性纤维主要存在于谷类、豆类食物中，如谷物的麸皮、全谷粒、坚果类、干豆等，不是有筋食物含量就高。

蔬果、粗粮、豆类都是膳食纤维好来源

蔬果、粗粮、豆类都含有丰富的膳食纤维，常见食物来源有猴头菇、银耳、木耳、紫菜、黄豆、豌豆、荞麦、黑米、绿豆、玉米面、燕麦、红枣、石榴、桑葚、芹菜茎等。

粗粮细粮巧搭配

精米、细面在加工处理时，会损失掉很多膳食纤维和B族维生素，孕妈妈日常饮食不要吃得过于精细，要粗细粮搭配食用。孕妈妈可多选择全谷类食物，如全麦面包、全麦饼干等。粗细粮搭配食用时，孕妈妈不需要将细粮全部换成粗粮，只要让粗粮的量占到主食总量的1/3就行，比如煲一锅杂粮粥，加点燕麦、小米、杂豆；做面食的时候，在精面粉里掺点全麦粉。

每周吃1~2次菌藻类食物

海藻、菌菇类蔬菜中的膳食纤维含量较高，比如海带、木耳、香菇等，孕妈妈以周为单位，可以每周摄入1~2次。

补充膳食纤维的同时一定要多喝水

孕妈妈在食用含膳食纤维丰富的食物后一定要多喝水，孕期宜每天喝1500~1700毫升的温水，这样才能发挥膳食纤维的功效。因为膳食纤维会吸收肠道内的水分，如果肠内缺水就会导致肠道堵塞，严重时还会引起其他肠道疾病。特别是有便秘症状的孕妈妈，补充膳食纤维的同时更需多喝水，否则便秘症状有可能加剧。

经常吃点红薯、山药等薯类

红薯、芋头、山药、土豆等薯类食物含有丰富的B族维生素、维生素C等，且膳食纤维的含量也比较高，孕妈妈可以经常吃点薯类食物，在补充多种营养的同时，还可促进胃肠蠕动、控制体重、预防便秘。孕妈妈每次摄入薯类的量宜在50~100克，并适当减少谷面主食的摄入量，最好采用蒸、煮、烤的方式，这样营养素损失少、含油脂少，更健康。

水果最好吃完整的

研究发现，同种蔬菜或水果表皮中膳食纤维的含量比果肉含量要高，所以孕妈妈在吃水果时，最好在保证食品安全的情况下，将果皮与果肉一同吃掉，这样膳食纤维损失少。

蔬果打成汁，连同渣滓一起喝

在日常饮食中，不少孕妈妈很难保证每天吃够指南推荐的200~400克水果、300~500克蔬菜的量。因此，除了吃完整蔬果，还可以将水果和蔬菜打汁饮用，但饮用时最好不要过滤，否则会滤掉大部分的膳食纤维。

每天胎教 10 分钟

美育胎教：剪个简单的心形，让胎宝宝感受艺术美

孕妈妈尝试着自己动手剪剪纸吧。剪纸不仅能提高人的审美能力，产生美的感受，还能通过笔触和线条，释放内心情感，放松解压。

剪纸，又叫刻纸、窗花或剪画，在创作时，有的用剪子，有的用刻刀，虽然工具有别，但创作出来的艺术作品基本相同，人们统称为剪纸。学做剪纸有一个由简到繁、由易到难的过程。

孕妈妈可以先勾出剪纸作品的轮廓，然后细细剪。没有剪纸、刻纸经验的孕妈妈不妨先从简单的图案开始。可以是一个心形、一个桃子或者仅仅是简单的线条。有经验的孕妈妈可以剪蝴蝶、胖娃娃、"双喜临门"、"小放牛"，或宝宝的属相等。别怕麻烦，别说没时间，别说不会剪，因为问题不在于剪得好坏，而在于孕妈妈在进行艺术胎教，同时在向胎儿传递深深的爱，传递美的信息。

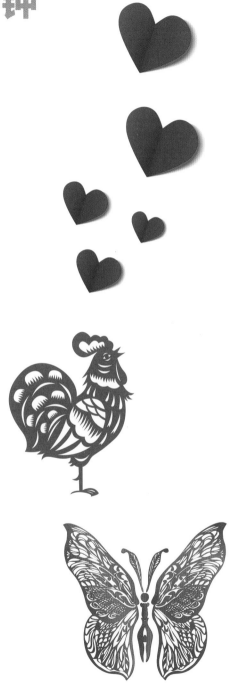

情绪胎教：准爸爸朗诵古诗，陶冶胎宝宝的情操

要知道，唐诗是中华文化的精髓，无数优美诗歌被人们代代传唱。这些诗歌所表达出来的美丽意境，不但陶冶了准爸爸的情操，也影响着胎宝宝。

春江花月夜

（张若虚）

春江潮水连海平，海上明月共潮生。
滟滟随波千万里，何处春江无月明？
江流宛转绕芳甸，月照花林皆似霰。
空里流霜不觉飞，汀上白沙看不见。
江天一色无纤尘，皎皎空中孤月轮。
江畔何人初见月？江月何年初照人？
人生代代无穷已，江月年年只相似。
不知江月待何人，但见长江送流水。
白云一片去悠悠，青枫浦上不胜愁。
谁家今夜扁舟子？何处相思明月楼？
可怜楼上月徘徊，应照离人妆镜台。
玉户帘中卷不去，捣衣砧上拂还来。
此时相望不相闻，愿逐月华流照君。
鸿雁长飞光不度，鱼龙潜跃水成文。
昨夜闲潭梦落花，可怜春半不还家。
江水流春去欲尽，江潭落月复西斜。
斜月沉沉藏海雾，碣石潇湘无限路。
不知乘月几人归？落花摇情满江树。

这首诗以写月作起，以写月落结，在从天上到地下这样广阔的空间中，从明月、江流、青枫、白云到水波、落花、海雾等众多景物，以及游子、思妇种种细腻的感情，通过环环紧扣、连绵不断的结构方式组织起来。由春江引出海，由海引出明月，又由江流明月引出花林、引出人物，转情快意，前后呼应，若断若续，使诗歌既完美严密，又有反复咏叹的艺术效果。

健康孕动
锻炼盆底肌，助顺产、防漏尿

孕 7 月运动原则

☆ 需集中注意力，平躺、站着或坐着均可。

☆ 坚持每天练习，分娩受益。

凯格尔运动：有效缩短产程

凯格尔运动主要是锻炼盆底肌，以便更好地控制尿道、膀胱、子宫。研究表明，加强盆底肌锻炼可改善直肠和阴道区域的血液循环，有助于产后会阴撕裂的愈合及预防产后痔疮。甚至有研究表明，强有力的盆底肌可有效缩短产程。孕妈妈可以在任何地方做凯格尔运动，在上网、看电视甚至在超市排队时都可以做。按照以下方式即可：

1 吸气收紧阴道周围的肌肉，就像努力憋尿一样。

2 保持收紧状态，从 1 数到 4，然后呼气放松，如此重复 10 次，每天坚持做 3 次。

敬礼蹲式：打开骨盆

敬礼蹲式能锻炼盆底肌肉，打开骨盆，促进顺产。产后也可以做，有助于会阴撕裂伤的愈合。具体做法如下：

坐姿，双脚打开，脚尖微朝外。双手于胸前合十，肘关节抵在双膝内侧。吸气，背部挺直，肘关节发力推向膝，膝盖发力推向肘关节，保持 20 秒。

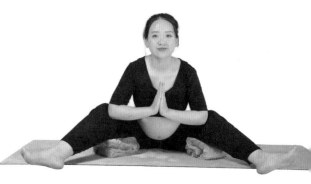

凯格尔运动

183

马大夫直播间

胎动怎么数

胎动到底怎么数？怎么才算一次？

怎么算胎动异常？胎动异常了怎么办？

胎儿的四种运动形式

运动种类	运动特点	孕妈妈的反应
单纯运动	纯粹是某一肢体的运动	大多数孕妈妈能够感觉到
翻滚运动	胎宝宝的全身性运动	孕妈妈可明显感觉到
高频运动	胎儿胸部或腹部的突然运动，类似于新生儿打嗝	孕妈妈可以感觉到胎宝宝在有规律地跳动，多在孕晚期
呼吸样运动	胎儿胸壁、膈肌类似呼吸的运动	孕妈妈察觉不到此类胎动

胎动监测的方法

从怀孕 7 个月开始至临产前，孕妈妈每天在相对固定的时间段，如 8~9 点、13~14 点、20~21 点，各观察 1 小时，将 3 个小时的胎动总数乘以 4，即是 12 小时的胎动数。如果每日计数 3 次有困难，可以每天临睡前 1 小时计数一次。将每日的数字记录下来，画成曲线。在记录胎动时，孕妈妈宜在安静的环境中采用左侧卧位，集中注意力。一般来说，连续几秒或几十秒都在动算是一次胎动。因为胎儿在里面踢小脚的时间会短些，但是翻身用的时间会长些，一般持续十几秒。

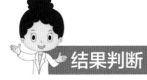

结果判断

正常胎动数 12 小时内为 30 次以上，若低于 20 次，或 1 小时内胎动小于 3 次，往往就表示胎动异常，可能胎儿宫内缺氧；如果在一段时间内感觉胎动超过正常次数，动得特别频繁，也是胎儿宫内缺氧的表现，应立即去医院检查。

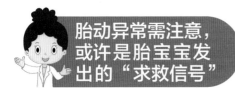

胎动异常需注意，或许是胎宝宝发出的"求救信号"

异常状况 1：发热时，胎动突然减少

一般来说，如果孕妈妈有轻微的发热情况，胎儿因有羊水的缓冲作用，并不会受到太大的影响。

值得注意的是引起孕妈妈发热的原因，如果是一般性感冒引起的发热，对胎儿不会有太大的影响。如果是感染性疾病或是流感，尤其对于接近预产期的孕妈妈来说，对胎儿的影响就比较大。孕妈妈的体温如果持续过高，超过 38℃ 的话，会使胎盘、子宫的血流量减少，小家伙也就变得安静许多。所以，为胎宝宝健康着想，孕妈妈需要尽快去医院就诊。

马大夫支招

■ 怀孕期间要注意休息，特别要避免感冒。

■ 有流行性疾病发生时，要避免去人多的地方。

■ 每天保持室内的空气流通和清新。

■ 多喝水、多吃新鲜蔬菜和水果。

异常状况 2：外伤后，胎动突然加快

一般来说，胎宝宝在孕妈妈的子宫里有羊水的保护，可减轻外力的撞击，在孕妈妈不慎受到轻微撞击时，不至于受到伤害。但如果孕妈妈受到严重的外力撞击时，就会引起胎儿剧烈的胎动，甚至造成流产、早产等情况。此外，如果孕妈妈有头部外伤、骨折、大量出血等状况出现，也会造成胎动异常，需尽快到医院急诊。

马大夫支招

■ 少去人多的地方，以免被撞到。

■ 坚持运动，保持身体平衡和肌肉力量，可预防外伤。但要减少有风险的运动。

异常状况 3：胎动突然加剧随后很快停止运动

这种情况多发生在孕中期以后，有高血压、严重外伤或短时间子宫内压力减少的孕妈妈较容易出现此状况。主要的不适症状有：阴道出血、腹痛、子宫收缩、休克。

孕妈妈一旦出现上述不适，胎儿也会随之做出反应：胎儿会因为突然的缺氧而出现短暂的剧烈运动，随后又很快停止。要尽早去医院检查。

马大夫支招

■ 有高血压的孕妈妈，要定时去医院做检查，并依据医生的建议安排日常的生活起居。

■ 避免外力冲撞和刺激。

■ 保持良好的心态，放松心情，减轻精神紧张。

网络点击率超高的问答

 专题

孕期需要补充孕妇奶粉吗？

马大夫回复：孕妇奶粉强化了孕妈妈所需的各种维生素和矿物质，比如钙、维生素 D 等，可以为孕妈妈和胎宝宝补充较全面的营养，孕妈妈可以适当选用。但是日常饮食是获取营养的最好途径，孕妈妈仍然要以均衡饮食为根本。孕妈妈如果体重过轻，可以适当补充孕妇奶粉。

腹股沟疼痛怎么办？

马大夫回复：连接子宫和骨盆的韧带松弛会使孕妈妈感到腹股沟疼痛，尤其是当孕妈妈打喷嚏、大笑或者咳嗽时，疼痛的感觉会加重。孕妈妈可以在疼痛时改变姿势，症状多可缓解。孕妈妈平常要注意增加核心肌群力量，如需长时间步行，可考虑使用托腹带，减轻增大的子宫对腹股沟的压迫。

总是睡不好觉怎么办？

马大夫回复：有些孕妈妈到了孕中期会出现失眠，如何缓解失眠情况呢？（1）为自己创造一个良好的睡眠环境；（2）睡前 2 小时内不要吃不易消化的食物；（3）睡前半小时喝一杯牛奶；（4）睡前可以适当听听音乐、散散步，定时上床睡觉；（5）每天晚上洗个温水澡或用热水泡脚；（6）最好能保持左侧卧的习惯，以促进血液回流，减轻心脏负担，提高睡眠质量；（7）放松心情，白天适当进行如散步、做孕妇操等适度活动，也可减轻紧张情绪，提高睡眠质量。

孕期发生小腿抽筋怎么办？

马大夫回复：（1）孕妈妈平躺时如出现抽筋，可用脚跟抵住墙壁，也可以立即下床，用脚跟着地站一会儿。孕妈妈要在自己承受范围内用力按摩抽筋部位，然后尽量伸直腿，将脚趾上勾，都可以缓解抽筋不适；（2）多摄入含钙和维生素 D 丰富的食物；（3）进行适量的户外活动，多接受日光照射；（4）孕妈妈可以每天睡前用 40℃的温水泡泡脚（也可以用姜水），以 10 分钟为宜，能起到舒筋活血、缓解痉挛的作用。

老人都说胎儿是七活八不活，是这样吗？

马大夫回复：这种说法是没有科学依据的。现在医学界认为，胎儿在子宫内待的天数越多（排除过期妊娠），存活可能性越大。正常孕妈妈怀孕35周以后，胎儿出生存活率可能性很大。而患有妊娠高血压综合征或者胎儿子宫内发育迟缓、胎儿肺发育早熟等特殊情况，胎儿出生后存活率另当别论。随着现代医学的发展，早产儿的存活率大大提高了，孕妈妈不要轻信这种说法。

睡觉经常打鼾，有时会影响睡眠，怎么办？

马大夫回复：孕中晚期很多孕妈妈都会打鼾，这主要是因为体重进一步增加，以及鼻塞更为频发。如果鼻塞严重，可使用止鼾贴来开放鼻道，能帮助改善夜间睡眠呼吸。持续打鼾的孕妈妈可以使用一种家用的正压通气装置，开放气道，保证睡眠时氧气的供应。

《美国妇产科杂志》上的一项研究发现，那些在孕期一开始就打鼾的孕妈妈发生妊娠高血压甚至子痫前期的风险更高，请注意留心这种症状。

隔窗晒太阳能合成维生素 D 吗？

马大夫回复：很多孕妈妈在冬天时不愿意出门晒太阳，就选择在阳台隔着玻璃窗晒，其实这样做是不能帮助身体合成维生素D的，因为只有让皮肤与紫外线充分接触才能合成维生素D。隔着玻璃窗晒太阳，玻璃会将紫外线挡在外面，达不到目的。所以还是建议孕妈妈，即使在冬天也要在中午太阳好、比较暖和的时候到户外晒晒太阳。不少孕妈妈的体内会存在维生素D不足，建议在医生指导下补充维生素D制剂。

出现体位性低血压怎么办？

马大夫回复：孕中期后，子宫逐渐增大，人体会出现血液分配的重新调整，优先保障对子宫的血液供应。因此，孕妈妈就会容易因为体位的改变而出现大脑暂时性缺血缺氧，导致晕倒。这时，可以参考高血压中老年人预防脑血管意外发生的"3个5分钟"：醒来后先赖床1~5分钟，在床上坐1~5分钟，在床边坐1~5分钟，然后再起来活动。除了卧床久了起身要注意外，其他情况下的体位改变也要注意，如坐久了起身时等。

妊娠糖尿病管理经验分享

今天，来说说看我门诊的一位孕妈妈，在老大15岁的时候怀上了老二，此时已经迈入了高龄妊娠的行列。当时做50克糖筛的结果是9.4毫摩/升，需要做75克糖耐量试验，2小时血糖的结果为9.2毫摩/升。她在怀孕之前未有高血糖，这是典型的妊娠糖尿病。

于是，我建议她对目前的饮食习惯进行调整：多选择低生糖指数（GI）和低血糖负荷（GL）的主食食材；选择大量的绿叶蔬菜，最好在吃主食之前食用；奶类、蛋类、鱼肉、豆制品和主食搭配食用；降低烹调油脂用量；避免食用甜饮料、饼干、曲奇等甜品，即便是号称"无糖"也不要选择；适当限制水果的摄入量；食物烹调时，主食不要蒸煮得太过软烂，也不要打糊、打浆、榨汁食用。这些饮食措施综合应用，能有效降低餐后的血糖负荷。

此外，我建议她注意适当增加运动，饭后半小时最好不坐着，而是站起来活动一下，比如散散步、在家里走一走、做些轻松的家务都可以，这样能及时消耗血糖，帮助控制餐后血糖高峰的高度。

我让她每周锻炼3~5次，每次运动间隔为3次，每次持续15分钟，然后休息5~10分钟，再继续下一个15分钟，总计45分钟运动即可。运动强度按照她的身体承受能力来定，一般建议以有点难、稍微有点累的程度是合适的。

每天餐后2小时监测血糖，每天将吃饭、运动、血糖监测记录在案，产检的时候带过来给我看。总体控制得很好，在孕40周顺利生下了老二，分娩后也没有得糖尿病，现在这个妈妈恢复得很好，宝宝也健康成长着。

PART

9

孕8月（孕29~32周）
孕期不适又来了

孕妈妈和胎宝宝的变化

妈妈的身体：胃口变差了

子宫 子宫底高度 26~30 厘米

　　孕妈妈的肚子越来越大，时而会感到呼吸困难。因胎动有力而频繁，有的孕妈妈会觉得疼痛，也有的孕妈妈会失眠。一天中，会多次看到孕妈妈的肚子有小包鼓起。因为皮肤急剧伸展，所以肚子、乳房、大腿根等部位的妊娠纹可能更为明显了。妊娠水肿可能会加重；阴道分泌物增多，排尿次数也更频繁了。

肚子里的胎宝宝：器官发育成熟

身长 40 厘米　　**体重** 1500~1800 克

　　宝宝的身体开始堆积皮下脂肪，身体变得圆润，皱纹也渐渐消失。肺和胃肠功能已接近成熟，能分泌消化液。男宝宝的睾丸这时正处于从肾脏附近的腹腔沿腹沟向阴囊下降的过程中；女宝宝的阴蒂已突现出来，但并未被小阴唇所覆盖。羊水和以前相比并没有增加，但宝宝长大了不少，所以宝宝的位置和姿势渐渐固定下来。

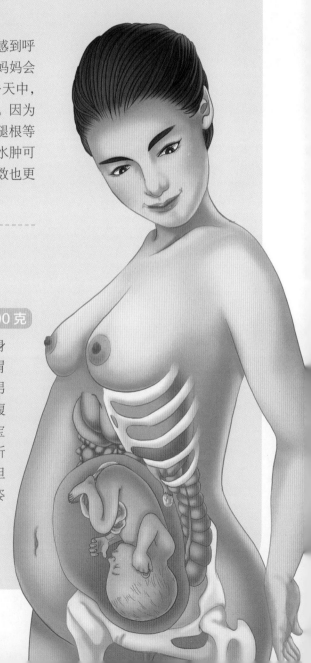

进入围产期，如何躲过早产危机

什么是围产期

所谓"围产期"，是指怀孕满28周到产后1周这一重要时期。这段时期对妈妈和宝宝来说是容易出现危险的时期，少部分孕妈妈可能会出现某些并发症，对自身及胎儿的安全构成威胁。如果能够做好围产期的保健工作，可降低孕妈妈及胎儿的发病率和死亡率，帮助孕妈妈及胎儿平安度过这一时期。

什么是早产

早产是指怀孕满28周，但未满37足周就把宝宝生下来了。早产的宝宝各器官发育得还不够成熟，独立生存的能力较差，称为早产儿。早产可能对宝宝造成以下危害：

1 早产儿各器官发育不成熟，功能不全，如宝宝的肺不成熟，肺泡表面缺乏一种脂类物质，不能使肺泡很好地保持膨胀状态，导致宝宝呼吸困难、缺氧。

2 宝宝的吸吮能力差，吞咽反射弱，胃容量小，而且容易吐奶和呛奶。吃奶少，加上肝脏功能发育不全，容易出现低血糖。

3 体温调节功能弱，不能很好地随外界温度变化而保持正常的体温，多见体温低等。

早产征兆是什么

1 早产的主要表现是子宫收缩，常伴有少量阴道流血或血性分泌物。

2 如果宫缩变得比较频繁了，最初为不规则宫缩，逐渐发展到7~8分钟一次，即半小时有3~4次，还可能伴随腰酸、腰痛，这种有规律的且伴随疼痛的宫缩变得越来越频繁时，子宫口则开大，这就是要早产了。

如何预防早产

1 孕妈妈要保证充足的睡眠，上班族孕妈妈还要注意工作强度，适时休息，不要给自己太大的压力。

2 避免感染，如阴道感染，腹泻等肠道感染，甚至泌尿道、口腔感染。

3 孕妈妈不要进行长时间的逛街、远行等；家里擦地板不要使用肥皂水，更不宜在刚擦完的地板上走动。要穿舒适、防滑的鞋子。

4 孕妈妈在下楼梯或者行走在不平的道路上时要注意安全。如果天气适逢雨雪，最好不要外出。

5 遵医嘱，认真做好孕期各项检查。

哪些孕妈妈要警惕发生早产

1 有早产史或因为以前做过流产手术或生宝宝时子宫颈有裂伤史的孕妈妈。

2 诱发早产的常见原因是炎症，占早产的30%~40%。怀孕时，因为激素的影响，生殖道出血，分泌物常常增多，加上怀孕时抵抗力降低，很容易被病原菌侵袭，引起炎症。

3 如果子宫过度膨胀，如羊水过多、双胎等，子宫被撑得过大，也容易发生早产。

4 子宫先天发育畸形，如单角子宫、纵隔子宫等；有子宫肌瘤时，特别是肌瘤比较大的容易诱发早产。

5 宫颈功能不全，胎宝宝长大了，"气球"胀大了，而"气球口"的宫颈松了，就会"漏气"，导致早产。

6 严重缺乏维生素C、锌及铜等，可以使胎膜的弹性降低，容易引起胎膜早破，导致早产。

别把早产征兆当成假性宫缩

征兆	早产征兆	假性宫缩
子宫收缩	在怀孕满28周至36周时，如果出现有规律的子宫收缩，约5分钟一次，并逐渐增强	出现不规则的子宫收缩，第3分钟、5分钟或10分钟一次，不会增强
下腹变硬	下腹反复变软、变硬，且肌肉紧张、发胀，并伴有持续、较规律的宫缩	当子宫收缩出现腹痛时，可感到下腹部很硬。实际上，如果孕妇较长时间用同一个姿势站或坐，会感到腹部一阵阵变硬
阴道流血	孕晚期（29~36周时），孕妈妈出现子宫有规律收缩，并伴随着阴道流血，这时出血量较多，可能是早产的征兆，应立即去医院检查	无阴道流血现象
羊水流出	孕妈妈在孕29~36周期间，如果阴道中有一股温水样的液体如小便样，无法控制地慢慢流出，是早产的征兆	无羊水流出
持续阵痛	在孕29~36周时，子宫收缩频率每10分钟2次以上，孕妈妈会开始感觉到酸痛，有点类似月经来临般的腹痛，不止下腹部不舒服，还会痛到腹股沟甚至有持续性下背酸痛；严重的还会伴随阴道分泌物增加及阴道出血	阵痛时间短，而且不连续

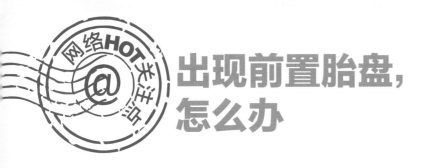

出现前置胎盘，怎么办

权威解读 《妇产科学第 8 版（胎盘与胎膜异常）》

关于前置胎盘

前置胎盘的典型症状是妊娠晚期无痛性阴道流血；B 超检查是主要的诊断依据；临床处理包括抑制宫缩，尽可能延长孕周，根据类型决定分娩方式。

胎盘的位置

胎盘负责合成和分泌激素，以及供应胎宝宝所需的营养。胎盘附着在子宫的位置是很有讲究的，一般做 B 超的时候会顺便看上一眼。胎盘附着在腹部就是胎盘前壁，附着在靠近后背的位置就是胎盘后壁，附着在子宫侧面就是子宫侧壁，这些位置都是正常的。

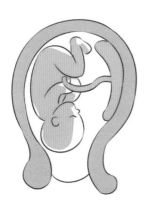
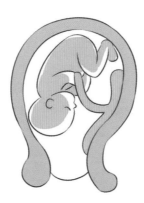
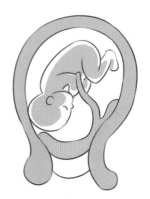

正常胎盘的位置　　　　边缘性前置胎盘　　　　重型前置胎盘

什么是前置胎盘

妊娠28周后,胎盘附着于子宫下段,甚至胎盘下缘达到或覆盖宫颈内口,其位置低于胎先露部,称为前置胎盘。

前置胎盘是一种严重的妊娠期并发症,如果孕妈妈有无诱因、无痛性的反复阴道流血,那就要B超检查是否为前置胎盘以及前置胎盘的类型了。

妊娠周数是B超诊断前置胎盘时必须考虑在内的一个因素。妊娠中期,胎盘占宫腔1/2的面积,胎盘覆盖或靠近宫颈内口的可能性大;妊娠晚期,胎盘只占宫腔面积约1/3,且会跟随子宫上移,从而变为正常位置胎盘。所以,如果孕中期,孕妈妈通过B超检查发现胎盘位置较低,可定期去医院观察,如果到妊娠28周后,胎盘位置仍然没有改变,可做前置胎盘的诊断。医生会根据阴道流血量、有无休克、妊娠周数、产次、胎位、胎儿是否存活、是否临产及前置胎盘类型等综合考虑做出决定。

别担心,很多前置胎盘可以慢慢长上去

妊娠28周前,胎盘几乎占据宫壁面积的一半。妊娠28周后子宫下段逐渐形成,原呈前置状态的胎盘可被动向上迁移而成正常位置的胎盘。大概90%孕

28周前的胎盘前置在生产前可以变为正常位置。

出现哪种情况需要卧床休息

如果出现反复的阴道出血,伴有子宫收缩,就应该入院观察,遵医嘱卧床休息。

没必要一直卧床休息

前置胎盘如果没有出血或宫缩的症状,不需要绝对卧床。不过,也别同房,不要做特别剧烈的活动。

马大夫提醒

B超检查也有助于诊断胎盘形态异常

孕28~34周,孕妈妈做B超检查有时可以看到胎盘的脐带入口,可能发现脐带入口靠近胎盘边缘,考虑形状为球拍状的胎盘,这时绝大多数是不影响宝宝发育和顺产的,所以只要定期监测胎儿生长情况,进行胎心监护即可。但必要时,需用超声排除血管前置等罕见情况。

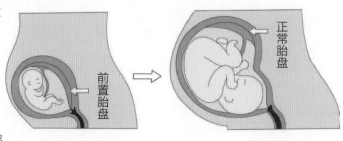

妊娠28周前　　　　　　　　妊娠28周后

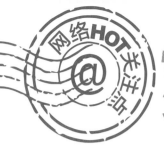

怀孕期间出现胎位不正，30~32 周可尝试纠正

92% 的宝宝是头位出生

宝宝在子宫里的位置分为头下脚上的头位、头上脚下的臀位和身体横在子宫中的横位。92% 的胎儿都是头位。

怀孕 28 周前，胎宝宝的身体还很小，羊水也绰绰有余，所以胎宝宝可以在子宫中不停地自由活动。随着分娩的临近，大多数胎宝宝都会变成头朝下的姿势，而最后以臀位姿势出生的宝宝大约只有 5%。

几种常见的胎位不正

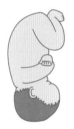

枕前位，正胎位

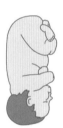

前囟先露

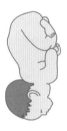

额前露

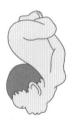

面前露

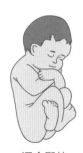

混合臀位

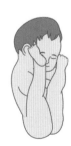

腿直臀位

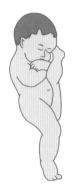

单足先露

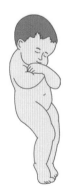

双足先露

除了第一个枕前位，上述其他胎位都属于胎位不正，常在孕妈妈的分娩过程中出现障碍，容易导致难产。

胎位什么时候固定

孕8月（孕32周）以后，胎儿的增长速度加快，在孕妈妈子宫内的活动空间越来越小，这时候胎位相对固定，且胎宝宝自行纠正的机会变小。胎位不正会直接影响正常分娩，所以孕妈妈要及时纠正，对预防难产至关重要。孕妈妈可通过适当运动、按摩等方法来纠正，同时也不排除胎宝宝通过不断地旋转而自己纠正的情况。

纠正胎位不正的最佳时间

胎位不正与妊娠周数也有很大的关系，纠正胎位不正的最佳时间可参考下表：

妊娠周数	胎位不正
孕28周之前	只需加强观察，这个时期胎儿个体小、活动空间较大，胎位不固定
孕30~32周	孕妈妈纠正胎位的最佳时间
孕32周以后	胎位基本固定

膝胸卧位纠正法

膝胸卧位是矫正胎儿体位的方法。孕妈妈排空膀胱，松解裤带，保持膝胸

注：胎位不正也可艾灸至阴穴。至阴穴，属于足太阳膀胱经，位于足小趾外侧趾甲旁0.1寸。每天用艾灸条温和灸1次，每次15~20分钟，每日1次，5次为一疗程，以孕妈妈感觉温热但不灼痛为度，能帮助矫正胎位。

卧位的姿势，每日2~3次，每次15~20分钟，连做1周。这种姿势可使胎臀退出骨盆，借助胎宝宝重心改变自然完成头先露的转位，成功率70%以上。做此动作的前提是没有脐带绕颈，并且羊水量正常。

膝胸卧式

两膝着地，胸部轻轻贴在地上。尽量抬高臀部。双手伸直或叠放于脸下。睡前做15分钟左右。

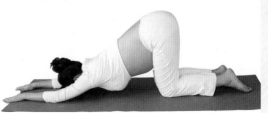

侧卧位纠正法

横位或枕后位可采取此法。就是孕妈妈在睡觉的时候采取让胎宝宝背部朝上的姿势，通过重力使胎位得以纠正，又或者之前习惯左侧卧的孕妈妈现在改为右侧卧，而原本习惯右侧卧者现在改为左侧卧。

具体做法是：侧卧，上面的脚向后，膝盖微微弯曲（见下图）。

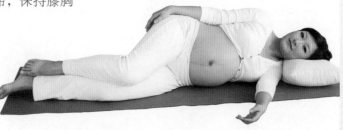

战胜分娩恐惧

到了孕晚期，很多孕妈妈对分娩的恐惧感与日俱增，下面介绍几种战胜分娩恐惧感的方法。

直面恐惧

对于分娩，你最害怕什么？是怕疼呢，还是因为以前有过不好的体验？是担心剖宫产，还是会阴侧切？是担心生到一半受不了，还是怕宝宝会有什么问题？最好把所有担心的事情都写在一张纸上，并在旁边注明避免这种恐惧的方法。如果有些事你无力改变，那就想办法让自己不要担心，因为再多的担心也于事无补。

多了解分娩信息

你知道得越多，就越不会害怕。尽管每一位妈妈分娩的具体情况都不尽相同，分娩的经验也因人而异，但是大致上还是有一个共同的过程。倘若你提前了解分娩的过程、会有的感觉，以及为什么会有这些感觉，到时候你就比较有自信，自然不会被轻易吓倒。

选择导乐

分娩时如果能有一位专业的导乐陪护在身边，相信你的担心会减少很多。她可以在分娩过程中为你解释各种感觉，提供一些处理阵痛的建议，同时在需要做决定时，还可以协助你了解情况以及参与决策过程，她会帮助你进行心理上的一系列调适。

多跟不怕分娩的亲友相处

不良情绪是会传染的，恐惧自然也不例外。千万别让那些被吓破胆的亲友进产房陪你，应该让那些能坦然面对分娩的亲友进产房鼓励你。

避免回想后怕的经验

记住，别把过去可怕的经历回忆带进产房。分娩会引起先前难产经历等不愉快的回忆，这可能会让你不由自主地全身紧张起来。因此，在分娩之前，一定要妥善处理好过去重大创伤所引起的附加后果，必要时可以求助于医生或导乐。

孕期检查出妊娠高血压怎么办

妊娠高血压

☆ 为妊娠与高血压并存的一组疾病，严重威胁母胎健康。

☆ 基本病例生理变化是全身小血管痉挛，内皮损伤及局部缺血。

☆ 主要临床表现为高血压，较重时出现蛋白尿，严重时发生抽搐。

☆ 基本治疗原则包括休息、镇静、解痉，有指征地降压、利尿，密切监测母胎情况，适时终止妊娠。

单纯性妊娠水肿无须特殊治疗

孕晚期出现的单纯妊娠水肿，一般无须进行特殊治疗，只要孕妈妈注意休息，平常注意饮食，少食盐、多吃一些含高蛋白质的食物，适量吃些西瓜、红豆、茄子、芹菜等利尿消肿的食物，不吃难消化的食物，避免长时间站立、久坐等，即可好转。

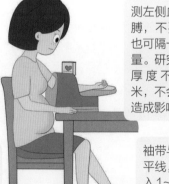

测压时患者保持安静，不要说话

把血压计袖带气囊的中心放到肘窝偏内侧

医院一般使用臂式血压计

测左侧血压，露出胳膊，不要撸起袖子，也可隔一层衣服来测量。研究显示，衣服厚度不超过 0.5 厘米，不会对测量结果造成影响

取坐位，身体挺直

测血压前最好排空膀胱，不要憋尿测量

袖带与心脏同一水平线，松紧以能插入 1~2 个手指为宜

正确测量血压的方法

排查异常水肿

孕中、晚期，孕妈妈会出现腿脚水肿，如果是凹陷性水肿，即用手指按压后被按压处出现一凹陷，但不严重，凹陷复原快，休息6~8小时腿脚水肿消失，那么无须就医。但如果水肿严重，指压时出现明显凹陷，恢复缓慢，休息之后水肿并未消退甚至加重，就要警惕发生妊娠高血压的可能，需要全面检查治疗。

发生严重水肿时的进一步检查

水肿严重的时候，还需要通过如下方法进一步检查：24小时尿蛋白定量、血常规、血沉、血浆白蛋白、血尿素氮、肌酐、肝功能、眼底检查、肾脏B超、心电图、心功能测定。具体需要做哪项检查，医生会根据孕妈妈的身体情况而定。

妊娠高血压以预防为主

目前还没有预测妊娠期高血压的可靠方法，做好预防对于降低妊娠高血压的发生具有重要意义，而自觉进行产前检查就是一个有效预防的手段。同时注意合理饮食，进食富含蛋白质、维生素、铁、钙、锌等营养素的食物，减少动物脂肪和过量盐的摄入。平时要保证足够的休息和保持愉快的心情。

先兆子痫是非常危险的并发症

先兆子痫是以高血压和蛋白尿为主要临床表现的一种严重的妊娠高血压并发症。孕24周后，在常规检查中发现蛋白尿、血压升高、体重异常增加，且脚踝部开始水肿，休息后水肿也没有消退，同时在这些症状的基础上伴有头晕、头痛、眼花、胸闷、恶心甚至呕吐，以及随时都有可能出现的抽搐，这就是先兆子痫。先兆子痫的危险性在于，它会造成以下影响：

对孕妈妈的影响

出血、血栓栓塞（DIC等）、抽搐、肝功能衰竭、肺水肿、远期的心脑血管疾病甚至死亡。

对胎儿的影响

早产、出生体重偏低（低体重儿）、生长迟缓、肾脏损伤、胎死宫内。

如何预防先兆子痫的发生

1 注意休息：正常的作息、足够的睡眠、保持心情愉快。

2 控制血压和体重：平时注意血压和体重的变化。

3 均衡营养：不要吃太咸、太油腻的食物；多吃新鲜蔬菜和水果。

4 坚持合理的运动锻炼。

孕期痔疮来袭，应对有高招

权威解读 〉《妇产科学第 8 版（产前检查与孕期保健）》

关于孕期痔疮

痔静脉曲张可在妊娠期间首次出现，妊娠也可使已有的痔疮复发和恶化。主要是因为增大的子宫或妊娠期便秘使痔静脉回流受阻，引起直肠静脉压升高。除多吃蔬菜和少吃辛辣食物外，通过温水坐浴、服用缓泻剂可缓解痔疮引起的疼痛和肿胀感。

要坚持合理饮食

要多吃富含膳食纤维的蔬菜，如芹菜、韭菜等，饮食结构要均衡，注意粗细搭配，养成定时排便的好习惯。要预防便秘，否则用力排便会对血管施加压力，造成痔疮出血，使得痔疮加重。

每天锻炼，保持规律的作息

进行规律的盆底肌锻炼，如凯格尔运动（做法见183页），有利于改善盆底血液循环。

用特定的垫子缓解局部疼痛

买个痔疮缓和型坐垫，能有效缓解局部疼痛。

按揉长强穴

长强穴位于尾骨端与肛门连线的中点处，孕妈妈可以让家人用食指和中指指腹用力按揉，以有酸胀感为度，从而达到促进直肠的收缩，使大便通畅，减轻盆腔压力，使痔静脉丛血流顺畅的作用。

温水坐浴

由于痔疮会引起疼痛，每日可局部热敷2~3次，并轻轻按摩，这样有助于解除肌肉痉挛，从而减轻疼痛感。

定时排便

孕妈妈每天早上定时大便，且每次大便时间不要超过10分钟，有利于缓解痔疮。

孕期胃灼热，如何减少刺激

什么是孕期胃灼热

孕晚期，孕妈妈每次吃完饭之后，总觉得胃部有烧灼感，有时烧灼感逐渐加重而成为烧灼痛，晚上症状还会加重，甚至影响睡眠。这种胃灼热通常在妊娠晚期出现，分娩后消失。主要原因是内分泌发生变化，胃酸反流，刺激食管下端的痛觉感受器，从而引起灼热感。此外，增大的子宫对胃有较大的压力，胃排空速度减慢，胃液在胃内滞留时间较长，也容易使胃酸反流到食管下端。

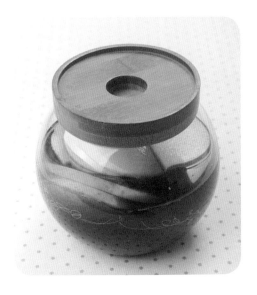

预防和缓解胃灼热，过来人有哪些建议

1 建议孕妈妈在日常饮食中一定要少食多餐，平时随身带些有营养、好消化的小零食，饿了就吃一些，不求吃饱，不饿就行。

2 避免饱食，少食用高脂肪和油腻的食物，吃东西的时候要细嚼慢咽，否则会加重胃的负担；临睡前喝一杯热牛奶。

3 多喝水，补充水分的同时还可以稀释胃液。摄入碱性食物，如馒头干、烤馍、苏打饼干等，可以中和胃酸，缓解症状。

4 可以在一杯冷牛奶中加入一匙蜂蜜，并在睡前或是孕妈妈觉得有胃灼热不适的时候饮用，可以缓解不适。

5 可饮用生姜茶，生姜茶是最常被用来舒缓胃灼热的配方。将水煮开后放入姜片，等温度适中，就可以将生姜去除饮用。

6 孕妈妈可以试着将一杯温水加一匙苹果醋和蜂蜜。但是一天只能饮用一杯，喝太多反而会导致症状更严重。

尴尬的尿频、漏尿，怎么应对

为什么会出现尿频、漏尿

孕期尿频是很多孕妈妈都会遇到的情况，这是一个生理现象。主要有2个原因：

1 孕妈妈体内代谢物增加，同时胎宝宝代谢物也需要孕妈妈排出体外，这样就会增加孕妈妈肾脏工作量，进而导致尿量增加。

2 孕妈妈的子宫逐渐增大和胎宝宝下移压迫到膀胱，导致膀胱容量减小，增加了小便的次数。

孕晚期也会经常发生漏尿，有时候大笑、咳嗽、打喷嚏、弯腰时都会有少量的尿液渗出，甚至有时候刚上完厕所就发生了漏尿。这是因为孕妈妈盆底肌肉、括约肌都变得松弛，而子宫对膀胱的挤压更严重导致的。

尿频、漏尿的应对策略

1 孕妈妈可以继续做憋气提肛练习，这可以锻炼括约肌和骨盆肌肉，有助于增强其弹性，减少漏尿。具体做法：孕妈妈全身放松，夹紧臀部和大腿，做深呼吸，吸气提收肛门，呼气时放松，一提一松为一次，可做20~30次，每日做3~5次。

2 孕妈妈应及时调整饮水时间，白天适当多饮水，晚上少喝水，临睡前1~2小时内不要喝水。

3 平时孕妈妈一有尿意应及时排尿，不可憋尿，否则会影响膀胱的功能，不利于尿液的控制。

4 有尿频不适的孕妈妈应少吃利尿的食物，如西瓜、蛤蜊、冬瓜、玉米须等。

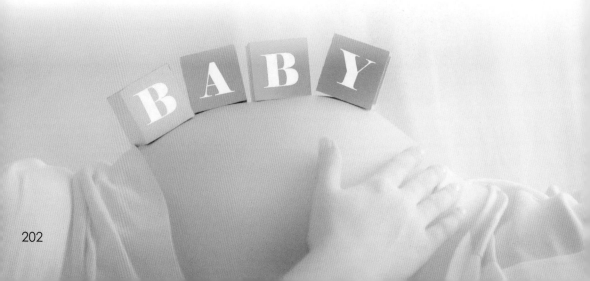

养胎饮食
避免妊娠高血压应该怎么吃

控制体重增长，每周增重不超过 400 克

整个孕期，孕前体重正常的孕妈妈，体重增长应控制在 11.5～16 千克，而孕晚期每周增重不宜超过 400 克。如果孕期体重增长过多，不仅会增加妊娠高血压等并发症的风险，也会增加孕育巨大儿的风险，同时造成难产等。因而孕妈妈要注意控制体重增长，热量的摄入要适中，避免营养过量、体重过度增加。

马大夫提醒 **坚持低盐饮食**

建议孕妈妈每天食盐的摄入量要低于 6 克，烹饪时除了少放盐，还要注意少放酱油、蚝油、味噌、鸡精等含盐量高的调味品；少吃腌菜、腌制肉食等含盐量较高的食物。

孕晚期每天的热量需求要增加 450 千卡

孕晚期，胎宝宝生长迅速，孕妈妈每天需要增加 450 千卡热量才能满足需要。增加热量，要避免单纯依靠增加糖、脂肪这些纯热量食物，而应该选择营养密度高的食物，就是那些营养素含量高、热量相对较低的食物，比如瘦肉、蛋、奶、蔬菜和水果。

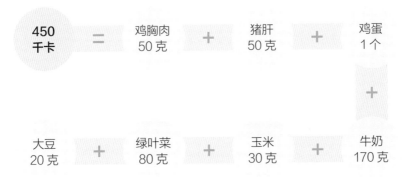

孕晚期每日蛋白质摄入量要增加至 85 克

孕晚期是胎宝宝发育最快的时期，每日蛋白质的摄入量要增加到 85 克才能满足需要。如果蛋白质摄入严重不足，会影响胎宝宝的大脑发育，也是导致妊高征发生的危险因素，所以孕妈妈每天都应摄入充足的蛋白质，并注意优质蛋白质的比例应达到总蛋白质摄入量的 1/2。瘦肉、蛋、鱼、奶及奶制品、大豆及豆制品都是优质蛋白质的好来源。

优质蛋白质	=	罗非鱼 100 克	+	猪肝 50 克	+	鸡蛋 1 个
其余蛋白质主要来自米面等主食	=	面粉 100 克	+	玉米 100 克	+	小米 100 克

减少烹调用盐的方法

1 最后放盐：这样盐分散于菜肴表面还没来得及渗入内部，吃上去口感够了，又可以少放很多盐。

2 适当加醋：酸味可以强化咸味，哪怕放盐很少，也能让咸味突出。醋还能促进消化、刺激食欲，减少食材维生素的损失。柠檬、柚子、橘子、番茄等酸味食物也可以增加菜肴的味道。

3 利用油香味增强味道：葱、姜、蒜等经食用油爆香后产生的油香味，能增加食物的口感。

4 不喝汤底：汤类、煮炖的食物，盐等调味料往往沉于汤底，因此汤底最好不喝，以免盐摄入过多。

5 利用芝麻酱、核桃泥调味：芝麻酱、核桃泥味道鲜香，是很好的调味料。

做凉菜、凉面的时候，加些芝麻酱或者核桃泥，即使放很少的盐，饭菜的味道也会可口。

6 选择应季食材：每一种食物都有自己的味道，选择时令菜、新鲜菜，可以充分享受菜品本身的味道，即便做得清淡些也很好吃。

7 凉菜要即食即拌：调凉拌菜时，不要提前太早拌好，最好现吃现拌，这样盐分主要是在菜的表面和调味汁中，还来不及渗入内部。

8 选择低钠盐：低钠盐是减少了钠的含量、增加了钾的含量，而基本上咸味不减，所以吃进同样多的盐却减少了钠的摄入，尤其适合患有妊娠高血压、血脂异常的孕妈妈。

揪出隐形盐

除了食盐的摄入量，很多食物中也潜藏着盐，要少吃这些食物，或者吃了这些食物就减少烹调用盐，以免一天的盐分摄入超标。

10 毫升酱油

含有 1.6~1.7 克的盐
约占全天吃盐总量的 28%

一块 20 克的腐乳

约含有 1.5 克的盐
约占全天吃盐总量的 25%

10 克豆瓣酱

约含有 1.5 克的盐
约占全天吃盐总量的 25%

15 克榨菜、酱大头菜、冬菜

约含有 1.6 克的盐
约占全天吃盐总量的 27%

一个咸鸭蛋（约 50 克）

约含盐 3.6 克
约占全天吃盐总量的 58%

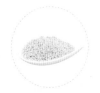

一勺鸡精（约 5 克）

约含盐 2.5 克
约占全天吃盐总量的 42%

别忽视挂面和甜品中的盐

特别值得注意的是，面条（各种拉面、挂面、切面等）的含盐量也不少，又容易被人忽视，吃面条时尽量不喝面条汤。此外，一些甜品中不仅糖的含量高，其实盐的含量也很高。

龙须面

精制龙须面含钠高达
292.8 毫克 /100 克
折合成盐是 7.3 克

普通挂面

普通挂面含钠高达
150 毫克 /100 克
折合成盐是 3.7 克

夹心饼干 果冻
奶酪 奶油蛋糕 冰激凌

这些食物在制作中加入了
含钠的发酵粉和添加剂，
折合成盐的含量也不
低，也要注意

孕期营养厨房

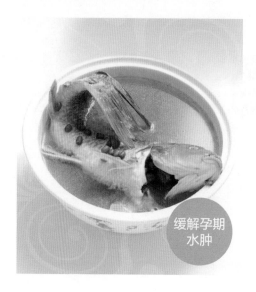

缓解孕期水肿

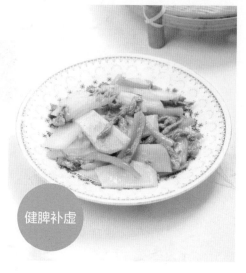

健脾补虚

红豆鲤鱼汤

材料 鲤鱼1条，红豆50克。

调料 姜片、盐、淀粉各适量，陈皮10克。

做法

1. 将鲤鱼宰杀，去鳞、鳃及内脏，洗净；红豆洗净，浸泡4小时。

2. 将鱼裹上淀粉后过油煎一下；锅中加水，烧开后加红豆及陈皮、姜片，熬煮1小时，放入鲤鱼煮至豆熟时，加入盐调味即可。

 红豆、鲤鱼都有很好的利水利尿、健脾祛湿的功效，一起熬汤不仅味道清淡又富有营养，还可以缓解妊娠水肿。

土豆片炒牛肉

材料 土豆150克，牛瘦肉200克，青椒80克。

调料 淀粉、盐各适量。

做法

1. 牛肉洗净，切丝，加盐、淀粉腌片刻；土豆去皮，洗净，切片，捞出沥水；青椒洗净，去蒂及子，洗净，切丝。

2. 锅内倒植物油烧至四成热，下牛肉丝滑熟，捞出沥油；土豆片放入微波炉中，高火加热4分钟后取出。

3. 锅内放油烧热，下土豆片，加盐炒匀，下青椒丝炒熟，加入牛肉丝炒匀即可。

 土豆富含钾，能促进钠的排出，牛瘦肉含丰富的优质蛋白质和锌，搭配食用对控制高血压有帮助。

每天胎教 10 分钟

美育胎教：
孕妈妈学插花，装扮温馨居室

插花艺术在孕妈妈中是很流行的，孕妈妈可以选择相关的课程学习一下。如果没有时间去上专门的课程，为了陶冶性情，也可以在家里尝试一下。

这样来插花

孕妈妈可以在一间灯光柔和的房间里尽量放松自己，使自己的身体和精神都达到稳定的状态。选好自己喜欢的花材和容器，根据自己的兴趣插出理想的效果，也可以参考一些专门的插花类书籍。

花材与容器搭配小妙招

就花材与容器的色彩配合来看，素色的细花瓶与淡雅的菊花更协调；浓烈且具装饰性的大丽花配釉色乌亮的粗陶罐，可展示其粗犷的风姿；浅蓝色水盂宜插低矮密集的粉红色雏菊或小菊；晶莹剔透的玻璃细颈瓶宜插非洲菊加饰文竹，并使其枝茎缠绕于瓶身。

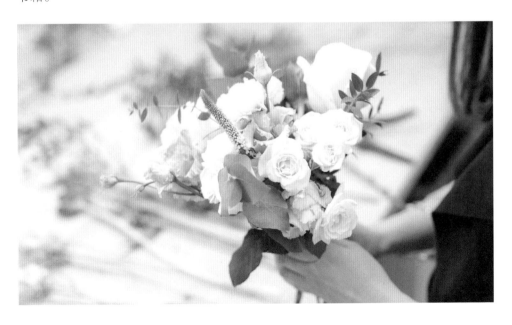

手工胎教：折纸葫芦

孕妈妈来折一个纸葫芦吧，这对孕妈妈来说很有挑战！

折纸葫芦的步骤

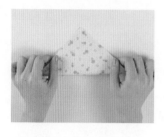

1 准备一张正方形的纸，先按对角线对折。

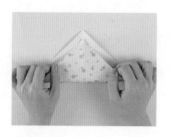

2 打开后，沿另一对角线对折。

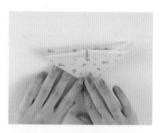

3 如图所示沿折线折成三角形。

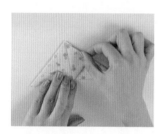

4 将右上角向上对折，左上角同样向上对折。

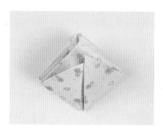

5 四个角分别折起，形成一个小方块。

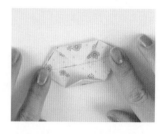

6 将小方块的前后四个角分别折起。

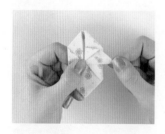

7 打开其中的一个角，按折过的痕迹折过来，把右上角的角用手压过来，折回来，左边的角向右折。

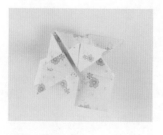

8 同样的方法，折其余三个角。

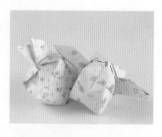

9 折完四个角后向小孔处吹一口气，让其鼓起，纸葫芦做好了。

健康孕动 缓解腰背痛、四肢痛

孕 8 月运动原则

☆ 活动四肢时，不可用力过猛。

☆ 孕妈妈可将运动分几次完成，间歇性练习既能保证充足的休息，也可有效改善不适症状。

☆ 运动前最好排空膀胱，使身体处于放松状态，这样可以最大程度促进血液循环，更好地改善腰背痛、四肢痛。

腰部伸展运动：缓解腰背痛

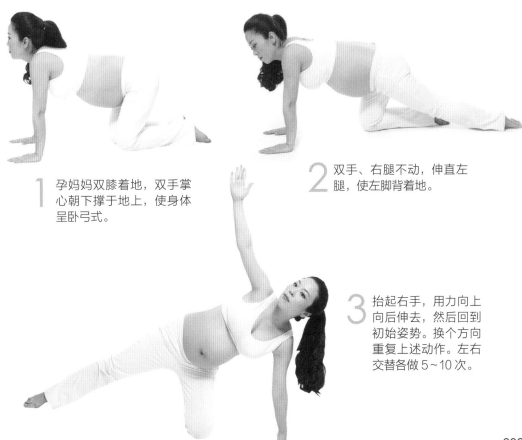

1 孕妈妈双膝着地，双手掌心朝下撑于地上，使身体呈卧弓式。

2 双手、右腿不动，伸直左腿，使左脚背着地。

3 抬起右手，用力向上向后伸去，然后回到初始姿势。换个方向重复上述动作。左右交替各做 5~10 次。

孕晚期腹痛怎么办

进入孕晚期，孕妈妈身体的各个器官都在加紧为胎宝宝的出生做着各方面的准备，腹痛的出现次数和频率会比孕中期明显增加。然而，对于孕晚期腹痛，要具体情况具体对待。

> 怀孕8个月了，肚子突然痛起来，是怎么回事？

> 孕晚期肚子痛，是要生了吗？

生理性腹痛：假性宫缩

随着胎宝宝长大，孕妈妈的子宫也在逐渐增大，增大的子宫会刺激肋骨下缘，引起孕妈妈肋骨钝痛。一般来讲这是生理性疼痛，不需要特殊治疗，采取左侧卧位有利于缓解疼痛。到了孕晚期，孕妈妈会出现下腹阵痛，子宫收缩不规则、强度不强、频率不高，即假性宫缩。

病理性腹痛：胎盘早剥

一般有高血压、抽烟、多胞胎和子宫肌瘤的孕妈妈容易在孕晚期发生胎盘早剥的现象。胎盘剥离产生的疼痛通常是剧烈的撕裂痛，多伴有阴道流血。所以在孕晚期，患有高血压或腹部受到外伤时应及时到医院就诊，以防出现意外。如果孕妈妈忽然感到下腹持续剧痛，有可能是早产或子宫先兆破裂，应及时到医院就诊，切不可拖延时间。

区别临产宫缩和假性宫缩

假性宫缩，宫缩频率不一致，持续时间不恒定，间歇时间长且不规律，宫缩强度不会逐渐增加，伴有少许下坠感和酸痛。临产宫缩有节律性，每次宫缩都是由弱至强，维持一段时间，一般是 30～40 秒，然后进入间歇期，间歇期为 5～6 分钟，且间歇期逐渐缩短，每次宫缩持续时间逐渐加长，并伴有明显腰酸、下坠感、腰痛。

网络点击率超高的问答

怀孕 8 个月的时候为什么总是感觉腰背四肢痛？

马大夫回复： 这是一种正常现象，孕 8 月的时候，胎儿的身体迅速增长，孕妈妈的肚子明显增大。当孕妈妈站着的时候，向前突出的腹部使得身体重心前移，孕妈妈为了维持身体平衡，身体的上半部分就会后仰，这样长时间后仰会造成背部肌肉紧张，从而出现腰背酸痛。而四肢痛一般是因为妊娠期筋膜肌腱等的变化，造成腕管部位的软组织变紧并对神经造成压迫，引起疼痛。这些症状不会造成严重后果，无须特殊治疗，分娩后就会自行消失。孕妈妈平常要注意保持端正的站、坐、卧的姿势，做到立如松、坐如钟、卧如弓，增强腰背部肌肉的力量，避免长时间站立、行走；四肢疼痛严重时，可在医生指导下进行适当运动。

B 超显示羊水过少怎么办，会对胎宝宝造成危险吗？

马大夫回复： 羊水过少是指羊水量少于 300 毫升的症状。羊水过少的原因可能是孕妈妈腹泻导致脱水，还有可能是胎盘功能不良，甚至是破水了但孕妈妈不知道。所以重点是查找原因，如果是因为脱水导致，孕妈妈可以多喝水、进行静脉输液及吸氧，能起到一定的作用。如果是胎盘功能不良，要进行胎心监护，查找胎盘功能不良的原因。医生会帮助判断是否破水，同时检查是否存在宫腔感染。

孕晚期出现耻骨联合疼痛，怎么缓解？

马大夫回复： 耻骨联合处疼痛，是由于孕晚期大腿内收肌群无力，受松弛素影响，再加上胎儿头部入盆后对耻骨联合施加压力而引起的疼痛。如果孕妈妈出现耻骨疼痛，应避免重力下的开髋，如屈膝下蹲的动作，这样做会引发更加强烈的疼痛。

可以通过拉梅兹呼吸法（见 231 页）、膝胸卧位（见 196 页）、猫式跪地（见 145 页）等动作来缓解。

孕晚期经常手腕疼，是因为缺钙吗？

马大夫回复： 孕晚期有的孕妈妈发现自己的手腕弯曲时感觉很疼，有的孕妈妈在孕中期就出现这种情况，主要是怀孕后激素变化造成了水钠潴留，引起组织水肿，水肿压迫神经导致手腕疼痛，严重的也称为腕管综合征，这个并不是缺钙引起的，不需要额外补钙。症状不严重的可以热敷缓解，一般不需要治疗，分娩后会逐渐好转。

产检要监测胎心，为什么还要自己数胎动？

马大夫回复： 孕妈妈自己监测胎动，可以对腹中的胎儿多一层安全保护。因为孕期定期到医院检查是暂时性的、间断性的，不是动态的、连续的观察，只能反映检查当时胎儿的情况。如胎儿出现突发异常情况，定期检查就无法及时发现，错失抢救机会。

孕期能吃火锅吗？

马大夫回复： 火锅的原料是羊肉、牛肉、猪肉等，这些肉片可能含有弓形虫等寄生虫。吃火锅时习惯把鲜嫩肉片放到煮开的烫料中稍稍一烫即进食，这种短暂的加热并不能杀死寄生虫，所以孕妈妈最好减少吃火锅的次数。如果一定要吃，也注意肉类要彻底煮熟后再吃，以减少感染寄生虫的可能。

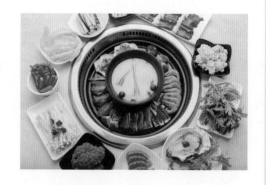

孕9月（孕33~36周）
做好分娩准备

孕妈妈和胎宝宝的变化

妈妈的身体：体重增长快

子宫 子宫底高度 27~32 厘米，在剑突下 2~3 横指

　　由于子宫变大、血液量持续增加等原因，心悸、气喘等困扰在这一时期达到顶峰。因宝宝长大了，胎头压迫膀胱，所以孕妈妈会出现尿频、尿失禁等症。且除了子宫的压迫外，孕妈妈的身体开始要为生产做准备了，所以耻骨等可能会感觉疼痛。这个月末，孕妈妈体重的增长已达到高峰。现在需要每周做一次产前检查。如果胎宝宝较小，医生会建议你增加营养；如果宝宝已经很大，医生可能会让你适当控制饮食，避免难产。

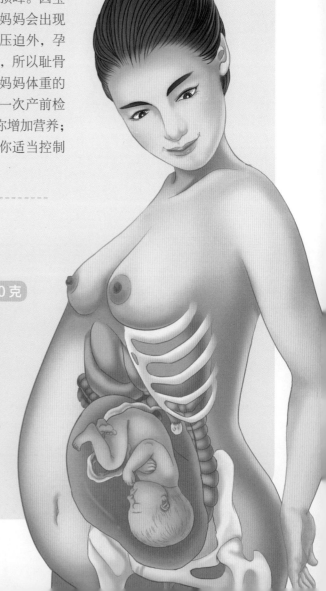

肚子里的胎宝宝：身体变得圆润了

身长 45~46 厘米　　**体重** 2600 克

　　宝宝的身体在本月末发育完成。皮下脂肪堆积，身体变得圆润了。全身的胎毛渐渐褪去。已经能用身体和脸部的表情对外界的声音做出反应了。第 33 周，胎宝宝的呼吸系统、消化系统已近成熟。到了第 36 周，两个肾脏已发育完全。

住院分娩准备用品最优配置

现在，孕妈妈可以开始为生产住院准备各类物品了，包括妈妈用品、宝宝用品、入院一些重要物品及出院物品。准备的物品并非多多益善，而是要合理规划，避免浪费。在这里，以北京协和医院为例给大家推荐需要准备的住院分娩物品。

宝宝用品

☆ 润肤油，护臀霜
☆ 柔湿巾（80~100 片）
☆ 小毛巾（2~3 条）
☆ 纸尿裤（30~40 片）
☆ 吸奶器（可生产后准备）

妈妈用品

☆ 洗漱用品，梳子，餐具，水杯，吸水管（弯头）
☆ 一次性便盆，2 包夜用加长型卫生巾，3 卷卫生纸
☆ 换洗内裤，防滑拖鞋
☆ 少量食品，适量洗净的水果，巧克力若干（建议小块包装）
☆ 产妇入院前应剪短指甲，指甲过长容易划伤宝宝

所需证件

医保卡、本；就诊卡；身份证；准生证；《母子健康手册》；住院押金（卡或现金，至少 5000 元）

出院用品

☆ 宝宝服，小帽子，棉包布（1 米左右），毛巾被（夏天），棉被（冬天）
☆ 妈妈根据季节带好合适的衣服（也可出院时让家人带来）

提示：住院期间不能带奶瓶及奶粉（提倡纯母乳喂养）

注：北京协和医院产科提供婴儿套装供产妇选购，里面包括喂奶衫 2 件、厚花婴儿衫 2 件、婴儿衫 2 件、针织单包布 4 件、婴儿帽 1 个、花布方褥子 1 个、花布长褥子 1 个。决定不从医院选购的，可以提前准备婴儿套装。每个医院的要求会有差异，孕妈妈可以提前打听，并做好准备。

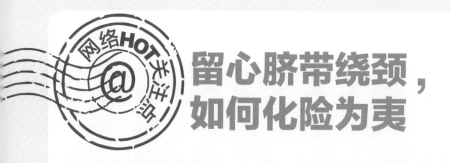

留心脐带绕颈，
如何化险为夷

权威解读 《妇产科学第8版（妊娠生理）》

关于脐带

脐带是连接胎儿与胎盘的条索状组织，胎儿借助脐带悬浮于羊水中。足月妊娠脐带长30~100厘米，平均55厘米，直径0.8~2.0厘米。脐带是母体与胎儿气体交换、营养物质供应和代谢物质排出的重要通道。脐带受压使血流受阻时，可致胎儿缺氧，甚至危及胎儿生命。

胎宝宝太顽皮，就容易脐带绕颈

胎宝宝在子宫里并不是闲着的，一般从孕17~20周有胎动开始，他的本领会一天天强大起来，尤其是那些活泼爱动的胎宝宝，到了孕中期，转体、翻身、拳打脚踢都不在话下，可一不小心就把脐带绕在了自己的脖子上，脐带绕颈会让很多孕妈妈担心。一般三分之一的胎宝宝出生时都会有脐带绕颈，不必过分担心，只是提醒孕妈妈注意胎动就可以了。

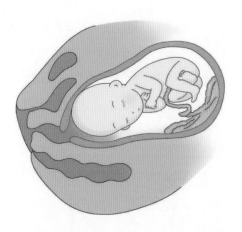

宝宝出生后剪断的脐带最后会成为宝宝的肚脐。

脐带绕颈要特别注意什么

1 监测胎动。脐带绕颈过紧，胎儿会出现缺氧，而胎动异常是缺氧的最早表现。孕妈妈可在家中每天进行2次胎动自我监测，以了解胎宝宝的宫内情况，发现问题及时就诊。

2 加强围产期的保健，生活规律，保证充足的休息。

3 饮食合理，远离烟酒，避免进食没有熟透的、辛辣刺激性的食物。

4 运动时动作宜适度、轻柔；运动胎教不可过于频繁，时间不宜过长，以10~15分钟为宜。

 B超单上的"V"与"W"

脐带绕颈通过B超检查可以发现，如果报告单上有个"V"标志，代表脐带绕颈一周，如果是"W"的标志，则表明脐带绕颈两周。当然也有绕颈三周甚至四周的情况，但是并不多见。

脐带绕颈能顺产吗

大约有1/3的胎儿会发生脐带绕颈。当B超发现脐带绕颈，很多孕妈妈担心会不会影响顺产。一般情况下，脐带绕颈不影响分娩方式，除非缠绕非常紧或分娩过程出现异常，则有可能需要改成剖宫产。

临产后如何化险为夷

随着产程的进展，胎头先露逐渐下降，使缠绕的脐带过度牵拉、脐带血管受压，导致脐带血液循环受阻，引起胎儿宫内缺氧。

同时，脐带绕颈可造成脐带相对过短，对产程的影响主要表现为影响胎先露衔接和下降，特别是在第二产程易出现继发性宫缩乏力，导致阴道助产增加。

由于阴道助产对母儿损伤较小，能迅速分娩胎儿，若胎心下降考虑胎儿窘迫，仍是首选方法。

胎心监护，
给胎宝宝更安全的保障

孕 34 周后，要做胎心监护

在孕 34 周后，孕妈妈去医院产检时要进行胎心监护，目的是通过监测胎动和胎心率来判断胎儿在母体内的状况是否正常。胎心监护每次最少 20 分钟，需要详细记录下胎宝宝的活动情况。普通孕妈妈是在 34 周左右做一次胎心监护，临产时再做一次，如果有其他不适症状需要加做胎心监护。如果有合并症或并发症的孕妈妈需在 34 周后每次产检时都需要做胎心监护。

怎样做胎心监护

胎心监护是通过绑在孕妈妈身上的两个探头进行的，一个绑在子宫顶端，是压力感受器，其主要作用是了解有无宫缩及宫缩的强度；另一个放置在胎儿的胸部或背部，进行胎心的测量。仪器的屏幕上有胎心和宫缩的相应图像显示，孕妈妈可以清楚地看到胎宝宝的心跳。另外还有一个按钮，当孕妈妈感觉到胎动时，可以按压按钮，机器会自动将胎动记录下来。胎心监护仪将胎心的每个心动周期计算出来的心跳数，依次描记在图纸上以显示胎心基线变化。在一定范围内，胎心基线变化表示胎心中枢自主神经调节和心脏传导功能建立，胎心有一定的储备力。

在胎心监护中，胎心过快或过慢都可能是有问题的表现，但是一般性的伴随胎动的胎心过快不能说明胎儿出现了什么问题，往往是胎心过慢风险更大，提示胎儿可能面临缺氧，需要医生及时进行处理。

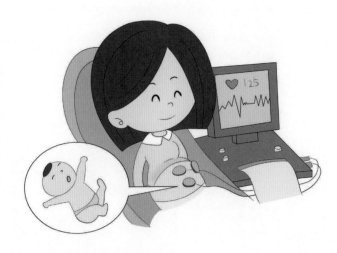

胎心监护时要让胎宝宝醒着

做胎心监护时，胎宝宝要处于醒着的状态，这样对监测更加有利。孕妈妈可以轻微抚摸腹部，也可在做胎心监护前的 30 分钟吃点巧克力或甜点，以唤醒胎宝宝。

解读胎心图

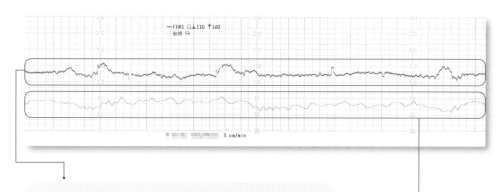

胎心率线
胎心监护仪上主要有两条线，上面一条是胎心率，正常情况下波动在 120~160 次 / 分，多为一条波形曲线，胎动时心率会上升，出现一个向上突起的曲线，胎动结束后会慢慢下降。如果出现 2 次在胎动时有胎心率加快，比不动时的胎心率每分钟至少快 15 次，且每次持续 15 秒，就是正常的，也被称为"胎心监护反应型"。

宫内压力线
下面一条线表示宫内压力，反映子宫收缩情况，有宫缩时会增高，随后会保持在 20mmHg 左右。

胎心监护后，会给出胎心监护单，医生会对胎心监护进行评分，将胎心率基线、胎心率变异幅度、胎心率增速、胎心率减速这四项的分数加起来，如果≤4 分则表示胎儿缺氧，5~7 分表示可疑，需进一步进行监护；8~10 分则表示本次胎心监护反应良好。

监测结果不理想怎么办

如果胎心监护结果不满意，那么监护会持续地做下去，做 40 分钟或 1 小时也是可能的，孕妈妈不要过于焦虑。

做胎心监护时，整个过程至少需要 20 分钟，很多孕妈妈需要排队做，明明排队的时候胎宝宝还动得很欢，孕妈妈暗自庆幸，这一次准能过了，结果真正做监护时，小家伙反而安静了。有的孕妈妈会因此心烦意乱、心生埋怨，其实可以理解为胎宝宝在跟妈妈玩游戏，多做一次胎心监护也没什么大不了的。

侧切没那么可怕，了解这些就明白了

哪些情况需要会阴侧切

会阴侧切是一种助产手段，即在胎儿的头快露出阴道口时，对会阴附近进行局部麻醉，用剪刀在会阴处剪开一道小口子，让产道口变宽，帮助宝宝顺利娩出。以下几种情况可能需要做会阴侧切：

1 会阴组织弹性差、阴道口狭小或会阴部有炎症、水肿，胎儿娩出时可能会发生会阴部严重撕裂。

2 胎儿较大、胎头位置不正、产力不强、胎头被阻于阴道口。

3 生产年龄在 35 岁及以上的高龄孕妈妈，或者有心脏病、妊娠高血压等高危妊娠的孕妈妈。

4 宫颈口已开，胎头较低，但是胎心率发生异常变化或节律不齐，并且羊水混浊或混有胎便。

与医生事先沟通很重要

孕妈妈采用会阴侧切，多是为了避免会阴部撕裂，而医生可能同时面对好几个孕妈妈，不太可能详细地给你讲解。所以，为了防止自己糊里糊涂地挨上一刀，事先和医生沟通一下很有必要。孕妈妈分娩时对助产士和医生信任，并积极地配合，才能最大程度减少损伤的发生率。

练练缩紧阴道的分腿助产运动

为了避免会阴侧切，孕妈妈可以在孕 32 周后，每天进行会阴按摩和锻炼，能增强会阴肌肉的柔韧性。

缩紧阴道

1. 平躺，吸气，同时慢慢从肛门发力，尽量用力紧缩阴道，注意不要把力量分散到其他部位。

2. 呼气，同时慢慢放松。吸气时数到 8，重复 5 次之后改为侧躺休息。

分腿运动

1. 在平躺的姿势下将膝盖向上抬举。用嘴慢慢呼气的同时，按住膝盖并抬起上半身。

2. 用鼻子吸气并恢复平躺姿势，重复 5 次之后改为侧躺休息。

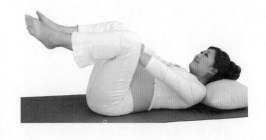

养胎饮食
怎么吃既补营养又避免巨大儿

权威解读 〉《中国居民膳食指南 2016（孕期妇女膳食指南）》

孕晚期营养增加和一天食物量

孕晚期孕妇每天需要增加蛋白质 30 克、钙 200 克、热量 450 千卡，应在孕前平衡膳食的基础上，每天增加 200 克奶，再增加鱼、禽、蛋、瘦肉共计约 125 克。

孕晚期一天食物建议量：谷类 200~350 克，薯类 50 克，全谷物和杂豆不少于 1/3；蔬菜类 300~500 克，其中绿叶蔬菜和红黄色等有色蔬菜占 2/3 以上；水果类 200~400 克；鱼、禽、蛋、肉类（含动物内脏）每天总量 200~250 克；牛奶 300~500 克；大豆 15 克，坚果 10 克；烹调油 25 克，食盐不超过 6 克。

控制总热量，避免巨大儿

胎宝宝出生的体重达到 3000~3500 克最适宜，达到或超过 4000 克的为巨大儿，巨大儿会增加难产和产后出血的发生率，对于宝宝来说将来也容易出现肥胖等问题。孕晚期是孕妈妈体重增加较快的阶段，要注意控制总热量，在补充营养的同时，减少高热量、高脂肪、高糖分食物的摄入，以保持自身和胎宝宝体重的匀速增长。

饮食追求量少又丰富

孕晚期饮食应该以量少、丰富、多样为主。饮食的安排应采取少食多餐的方式，多食富含优质蛋白质、矿物质和维生素的食物，但要适当控制进食量，特别是高糖、高脂肪食物，如果过多地吃这类食物，会使胎宝宝生长过大，给分娩带来一定困难。

饮食要清淡易消化

孕晚期，孕妈妈的消化系统受到子宫的压迫，如果进食过多，会增加消化系统负担，因此应选择易消化吸收的食物，同时要清淡饮食，低盐、低油，防止水肿和妊娠高血压。烹调方式上尽量选择蒸、煮、炖、拌、炒等，不宜选择煎、炸，以免食物热量过高，不易消化。

三餐要按时按点，不要饥一顿饱一顿

胎宝宝的营养完全靠孕妈妈供给，三餐按时按点吃才能保证胎宝宝获取所需营养，孕妈妈饿肚子就等于胎宝宝饿肚子，会影响胎宝宝的正常发育。而饿了一顿后下一顿又容易吃得过多，多余的热量会转化成脂肪储存在体内。所以，孕妈妈要避免过饥过饱，三餐按时，可以在三餐之外适当加餐。

多吃高锌食物有助于自然分娩

锌能增强子宫有关酶的活性，促进子宫收缩，使胎宝宝顺利娩出。在孕晚期，孕妈妈需要多吃一些富含锌元素的食物，如牛瘦肉、海鱼、紫菜、牡蛎、蛤蜊、核桃、花生、栗子等。特别是牡蛎，含锌最高，可以适当多食。

选营养密度高的食物

营养密度是指单位热量的食物所含某种营养素的浓度，也就是说一口咬下去，能获得更多有益成分的，就是营养密度高的食物；相反，一口咬下去，吃到的是较高的热量、较多的油脂，就是营养密度低的。

> **营养密度低的食物往往会导致肥胖、"三高"、癌症等慢性病**
>
> - 高糖、高添加剂食物：方便面、起酥面包、蛋黄派、油条等。
> - 高盐食物：咸菜、榨菜、腐乳等。
> - 高脂食物：肥肉、猪皮、猪油、奶油、棕榈油、鱼子等，以及炸鸡翅、炸薯条、油条等油炸食物。
> - 饮料：碳酸饮料、运动饮料。

> **营养密度高的食物可增强抵抗力**
>
> - 新鲜蔬菜
> - 新鲜水果
> - 粗粮
> - 鱼虾类
> - 瘦肉、去皮禽肉
> - 奶及奶制品
> - 大豆及豆制品

储存充足的维生素 B_1

从孕 8 月开始，孕妈妈可适当多吃些富含维生素 B_1 的食物，因为如果体内维生素 B_1 不足，容易引起孕妈妈呕吐、倦怠、体乏，还可能会影响分娩时子宫的收缩，使产程延长，导致分娩困难。

维生素 B_1 的主要来源：水产品中的深海鱼；谷类中的小米、面粉；蔬菜中的豌豆、蚕豆、毛豆；动物性食物中的禽畜肉、动物内脏、蛋类。

孕期营养厨房

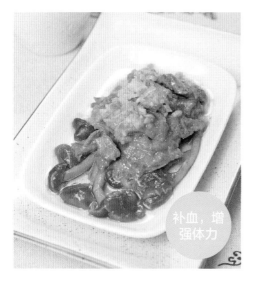

补血，增强体力

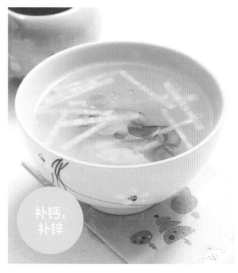

补钙，补锌

茶树菇蒸牛肉

材料 牛肉 200 克，茶树菇 150 克。

调料 姜末、料酒各 5 克，蒜蓉、蚝油、水淀粉各 10 克，盐少许。

做法

1. 牛肉洗净，切薄片，加料酒、姜末、蚝油、水淀粉腌制 10 分钟。

2. 茶树菇去蒂，泡洗干净，放入盘中，撒少许盐。

3. 把腌好的牛肉片放在茶树菇上，上面再铺一层蒜蓉，入锅蒸 15 分钟即可。

 功效速查 茶树菇富含人体必需氨基酸，能促进代谢、增强免疫力；牛肉富含铁和优质蛋白质，可以补血、补虚、增强体力。

牡蛎萝卜丝汤

材料 白萝卜 200 克，牡蛎肉 50 克。

调料 葱丝、姜丝各 10 克，盐 2 克，香油少许。

做法

1. 白萝卜去根须，洗净，去皮，切丝；牡蛎肉洗净泥沙。

2. 锅置火上，加适量清水烧沸，倒入白萝卜丝煮至九成熟，放入牡蛎肉、葱丝、姜丝煮至白萝卜丝熟透，用盐调味，淋上香油即可。

 功效速查 牡蛎富含锌，锌可以促进胎宝宝生长和大脑发育，还可以防止孕妈妈倦怠；白萝卜中膳食纤维和钙含量丰富，可以防止便秘和腿抽筋。

每天胎教 10 分钟

情绪胎教：欣赏诗歌，感受自然的美好

《吉檀迦利》(节选)

当我送你彩色玩具的时候，我的孩子，

我了解为什么云中水上会幻弄出这许多颜色，

为什么花朵都用颜色染起——当我送你彩色玩具的时候，我的孩子。

当我唱歌使你跳舞的时候，

我彻底地知道为什么树叶上响出音乐，

为什么波浪把它们的合唱送进静听的大地的心头——当我唱歌使你跳舞的时候。

当我把糖果递到你贪婪的手中的时候，

我懂得为什么花心里有蜜，

为什么水果里隐藏着甜汁——当我把糖果递到你贪婪的手中的时候。

当我吻你的脸使你微笑的时候，

我的宝贝，我的确了解晨光从天空流下时，是怎样的高兴，

暑天的凉风吹到我身上是怎样的愉快——当我吻你的脸使你微笑的时候。

——泰戈尔

儿歌童谣胎教：带着大宝跟二宝互动

孕妈妈或准爸爸可以给胎宝宝唱儿歌。唱的时候声音要轻柔，语调要天真，节奏要欢快。一开始胎宝宝可能没有什么反应，但是等他慢慢习惯了妈妈或爸爸的声音之后，他就会很开心，还会用蠕动来回应妈妈爸爸。

孕妈妈也可以鼓励大宝唱歌给小弟弟或小妹妹听，这样不仅可以促进大宝和腹中胎儿的感情，还可以激发大宝的自豪感，对两个孩子以后的相处有利。

小白兔

小白兔　白又白，

两只耳朵竖起来，

爱吃萝卜爱吃菜，

蹦蹦跳跳真可爱。

健康孕动 促进顺产的运动

孕9月运动原则

　　☆ 以柔和舒缓为主，调整运动强度，减少运动频率和运动时间。孕妈妈要注意自己身体的耐受力，不要勉强做比较困难的动作，避免身体疲劳。

　　☆ 进行针对性运动调整。对身体出现明显不适部位，如腰背疼痛、腿脚水肿、耻骨疼痛等，孕妈妈宜在医生的指导下，针对性进行相关运动，以缓解不适。

产道肌肉收缩运动：增强阴道及会阴部肌肉弹性

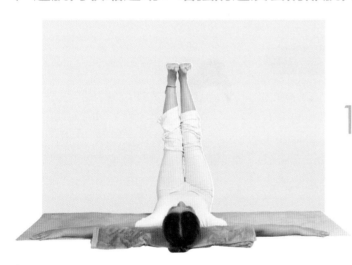

1 孕妈妈仰卧，双腿高抬，双脚抵住墙。

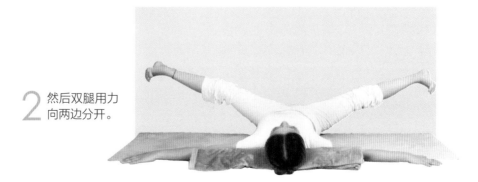

2 然后双腿用力向两边分开。

马大夫直播间

脐带血留不留

快生了，有不少电话来问我要不要存脐带血，这个到底存不存呢？

储存那么久，如果真的需要，脐带血的品质能保证吗？

脐带血的作用

脐带血是在胎儿娩出断脐后短时间内从脐静脉采集的血液。脐带血的采集时机是在宝宝娩出、脐带结扎并离断后。采集人员是受过专门训练的助产士或护士，因此采集过程不会对母婴产生任何影响。

脐带血中的造血干细胞可以用来辅助治疗多种血液系统疾病和免疫系统疾病，包括血液系统恶性肿瘤（如急性白血病、慢性白血病、多发性骨髓瘤、骨髓异常增生综合征、淋巴瘤等）、血红蛋白病（如海洋性贫血）、骨髓造血功能衰竭（如再生障碍性贫血）、先天性代谢疾病、先天性免疫缺陷疾病、自身免疫性疾病、某些实体肿瘤（如小细胞肺癌、神经母细胞瘤、卵巢癌、进行性肌营养不良等症）。

留不留，先来了解这5件事

1 脐带血移植曾经被认为仅能使用于儿童，但是随着临床应用经验的积累及治疗技术的发展，这样的局限已经不再存在。目前，临床专家已经表示脐带血移植的成功更多依赖于配型相合的程度而不是细胞数量，与此同时，临床上还发展出了脐带血联合骨髓或者外周血治疗、双份脐带血移植治疗等技术，国际上也已经研发出了脐带血扩增的方法。脐带血移植既可以应用于儿童，也可以用于成年及体重超过100千克的大体重患者，成为骨髓、外周血以外重要的造血干细胞来源，为患者提供更多治疗选择。

2 脐带血既可以进行移植治疗也可以作为辅助治疗。对于部分先天性或遗传性疾病，临床医生出于复发风险等因素的考虑，一般不会为患者采用自体脐带血移植。对于后天获得性疾病，自体储存的脐带血是完全可以使用的。脐带血中含有丰富的造血干细胞，对比骨髓、外周血来源的造血干细胞，它具有实物储存、配型成功率高、移植物抗宿主病发生率低以及出生采集未受外界污染等优点，并且它还含有自然杀伤细胞、淋巴细胞等多种免疫细胞。在临床上，脐带血不但可以替代骨髓、外周血进行移植治疗非恶性疾病甚至罕见病，并且它也可以联合骨髓或外周血治疗恶性疾病。

3 自 1998 年起，自体脐带血移植的成功案例陆续被报道，治疗疾病包括神经母细胞瘤、再生障碍性贫血和白血病等多种疾病。患者使用自己的脐带血，由于基因和配型完全吻合，不会出现移植后的移植物抗宿主反应和排斥现象，所以临床在治疗相关疾病时，如果患者自身储存了脐带血，将首选自存脐血进行治疗。

马大夫提醒　脐带血保存注意

如果新生儿有患有重大疾病的兄弟姐妹，需要干细胞移植，或者新生儿的父母一方患有重大疾病，需要干细胞移植，且基因检测表明新生儿和患病父母、兄弟姐妹配型符合要求，在上述两种情况下，鼓励保存脐带血。

4 脐带血为临床提供了更多的治疗选择和机会，自存脐血可为家庭节省治疗费用。每个家庭可以根据自己的实际情况选择储存或无偿捐献脐带血，使得这一资源得以有效利用。

5 脐带血采集、制备及储存需要遵循严格的流程避免污染。脐带血的采集过程中需要对脐带采集处进行多次消毒，采集后 24 小时内由专人送至脐带血库，在分离制备的同时，还需要进行细菌、霉菌和传染病的检测，检测不合格的脐带血不能进行保存。脐带血只能储存在国家批准设置的脐带血库中，目前仅在北京、上海、天津、山东、广东、四川、浙江设有脐带血库。脐带血库按照特殊血站进行管理，医疗机构只可以使用来自于脐带血库的脐带血。

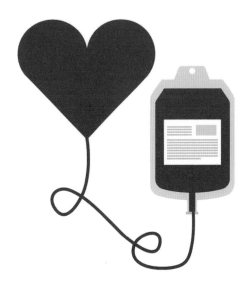

网络点击率超高的问答

专题

一直坚持食补，到了孕晚期，还需要额外补钙片吗？

马大夫回复： 孕晚期钙的需求量很大。如果此时的孕妈妈每天能够喝足500克的牛奶或酸奶，同时没有出现抽筋等症状，可以暂不额外补充钙剂。但如果不能摄入足量的奶及奶制品，则每天钙的摄入量达不到推荐量的可能性较大。此时就建议适当补充钙剂。可以视具体情况每天补充钙300～600毫克，或隔日补充600毫克。

胎宝宝偏小一周，预产期也会跟着推后吗？

马大夫回复： 要知道，预产期并不是那么准确的，提前2周或推后2周都是正常的。而且胎宝宝偏小一周也有可能是孕期计算错误了，所以不要担心。

孕晚期不能有性生活吗？

马大夫回复： 孕晚期孕妈妈肚子明显增大，子宫也增大，对外来刺激非常敏感，性生活容易引起子宫收缩而导致早产或产后大出血，因此孕晚期要节制性生活，以胎宝宝的安全为主。

为什么孕晚期更要注意控制体重？

马大夫回复： 孕晚期的胎宝宝生长很快，胎宝宝所需的营养都是从妈妈体内获取的，如果孕妈妈进食过多，容易导致营养过剩，从而使自己超重，容易引发妊娠高血压、妊娠糖尿病等并发症，还容易造成巨大儿，造成分娩时的难产，增加剖宫产的概率。并且肥胖孕妈妈生下的宝宝将来肥胖的概率也较高，所以越是到孕晚期越要注意饮食，多吃富含优质蛋白质的低脂肉类、富含维生素的蔬菜，增加豆类、粗粮等的摄取，控制糖分和脂肪。

PART
11

孕10月（孕37~40周）
亲爱的宝宝，
欢迎你的到来

孕妈妈和胎宝宝的变化

妈妈的身体：做好分娩准备

子宫 子宫底高度 29~35 厘米

因胎宝宝下降至骨盆内，胎动变少了。虽然胃的压迫感减小了，却更加压迫膀胱，导致尿频加剧。此时，白带增多，是因为子宫口变软，为分娩做准备。

肚子里的胎宝宝：长成了漂亮的小人儿

身长 50 厘米　**体重** 3000 克

第37周时，胎宝宝现在会自动转向光源，这是"向光反应"。胎宝宝的感觉器官和神经系统可对母体内外的各种刺激做出反应，能敏锐地感知母亲的思考，并感知母亲的心情、情绪以及对自己的态度。身体各部分器官已发育完成，其中肺部是最后一个成熟的器官，在宝宝出生后几小时内它才能建立起正常的呼吸模式。

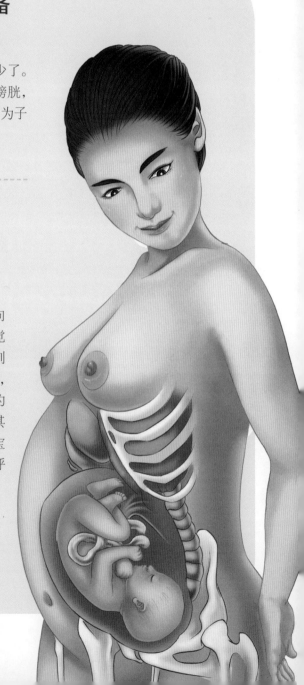

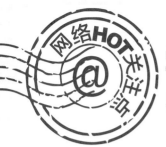

学习拉梅兹呼吸法，帮助产妈减轻阵痛

什么是拉梅兹呼吸法

拉梅兹分娩呼吸法，即通过对神经肌肉的控制、产前体操及呼吸技巧的训练，有效地让孕妈妈在分娩时将注意力集中在对自己的呼吸控制上，从而转移疼痛，放松身心，能够充满信心地在产痛发生时冷静应对，以加速产程并将胎儿顺利娩出。

第一阶段：胸部呼吸法

应用时机： 孕妈妈可以感觉到子宫每5~10分钟收缩一次，每次收缩约长30秒。

练习方法： 由鼻子深深吸一口气，随着子宫收缩就开始吸气、吐气，反复进行，直到阵痛停止再恢复正常呼吸。

作用及练习时间： 胸式呼吸是一种不费力且舒服的减痛呼吸方式，每当子宫开始或结束剧烈收缩时，孕妈妈可通过这种呼吸方式来缓解疼痛。

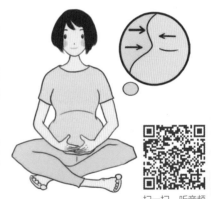

扫一扫，听音频

第二阶段："嘶嘶"轻浅呼吸法

应用时机： 宫颈开至3~7厘米，子宫的收缩变得更加频繁，每2~5分钟就会收缩一次，每次持续45~60秒。

练习方法： 用嘴吸入一小口空气并保持轻浅呼吸，让吸入及吐出的气量相等，完全用嘴呼吸，保持呼吸高位在喉咙，就像发出"嘶嘶"的声音。

作用及练习时间： 随着子宫开始收缩，采用胸式深呼吸，当子宫强烈收缩时，采用轻浅呼吸法，收缩开始减缓时恢复深呼吸。练习时由保持20秒慢慢加长，直至一次呼吸练习能达到60秒。

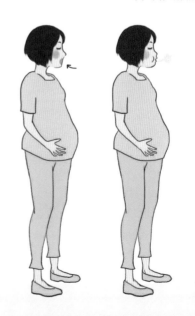

第三阶段：喘息呼吸法

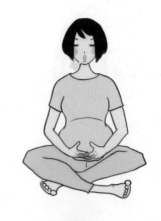

应用时机： 当子宫颈开至7~10厘米时，孕妈妈感觉到子宫每60~90秒钟就会收缩一次，这已经到了产程最激烈、最难控制的阶段了。

练习方法： 孕妈妈先将空气排出后，深吸一口气，接着快速做4~6次的短呼气，感觉就像在吹气球，比"嘶嘶"轻浅式呼吸更浅，也可以根据子宫收缩的程度调控速度。

作用及练习时间： 练习时由一次呼吸持续45秒慢慢延长至一次呼吸能达90秒。

第四阶段：哈气运动

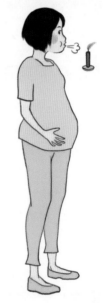

应用时机： 进入第二产程的最后阶段，孕妈妈想用力将宝宝从产道送出，但是此时医生要求不要用力，以免发生会阴撕裂，等待宝宝自己挤出来。

练习方法： 阵痛开始，孕妈妈先深吸一口气，接着短而有力地哈气，如浅吐1、2、3、4，接着大大地吐出所有的"气"，就像很费劲地吹一样东西。

作用及练习时间： 直到不想用力为止，练习时每次需达90秒。

第五阶段：用力推

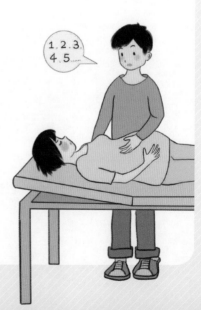

应用时机： 此时宫颈全开了，助产士会要求产妇在即将看到胎儿头部时用力将其娩出。

练习方法： 产妇下巴前缩，略抬头，用力使肺部的空气压向下腹部，完全放松骨盆肌肉，需要换气时保持原有姿势，马上把气呼出，同时马上吸满一口气，继续憋气和用力，直到宝宝娩出。当胎头已娩出产道时，产妇可使用短促的呼吸来减缓疼痛。

作用及练习时间： 每次练习时至少持续60秒。

临产征兆，你可不能不知道

见红，更接近分娩了

在分娩前 24~48 小时内，因宫颈内口扩张导致附近的胎膜与该处的子宫壁分离，毛细血管破裂经阴道排出少量血液，与宫颈管内的黏液相混排出，俗称见红，是分娩即将开始的比较可靠的特征。

如果只是淡淡的血丝，可以不必着急去医院，留在家里继续观察，别做剧烈运动。如果出血量达到甚至超过平时月经量，颜色较深，并伴有腹痛，就要立即去医院。

一般来说，见红后 24 小时内会出现宫缩，进入分娩阶段。

阵痛，是分娩最开始的征兆

阵痛也就是宫缩，只有宫缩规律的时候才是进入产程的开始，它是临产最有力的证据。如果肚子一阵阵发硬、发紧，疼痛无规律，这是胎儿向骨盆方向下降所致，属于前期宫缩，可能 1 小时疼一次，持续几秒转瞬即逝。当宫缩开始有规律，一般初产妇每 10~15 分钟宫缩一次，经产妇每 15~20 分钟宫缩一次，并且宫缩程度一阵比一阵强，每次持续时间延长，这就表示很快进入产程了。

破水，真的要分娩了

破水就是包裹胎儿的胎膜破裂了，羊水流了出来。破水一般在子宫口打开到胎儿头能出来的程度时出现。有的人在生产的时候才破水，有的人破水成为临产的第一个先兆。一旦破水，必须保持平躺，无论有无宫缩或见红，立即去医院。

破水后如何处理

1.破水后，不管在何时何地，应立即平躺，并垫高臀部，不能再做任何活动，防止脐带脱垂，羊水流出过多。

2.立即去医院准备待产，在去医院的路上也要适度保持平躺。

3.如果阴道排出棕色或绿色柏油样物质，表示胎儿宫内窘迫，需要立即生产。

4.一般破水后 6~12 小时即可分娩，如果没有分娩迹象，大多会使用催产素引产，以防细菌感染。

 估算好入院时间

这里所说的入院时间，是以 30 分钟以内路程为基础的，如果距离医院比较远，要根据路况进行大致估算，甚至可以考虑出现征兆就去医院。

快速了解分娩的三大产程

第一产程：宫颈开口期

　　指子宫闭合至开到 10 厘米左右的过程，可以持续 24 小时。根据子宫颈的扩张程度可分为潜伏期与活跃期。潜伏期：子宫颈扩张至约 3 厘米时，产妇会产生渐进式收缩，并产生规律阵痛；活跃期：子宫颈扩张从 3 厘米持续进展至 10 厘米。初产妇需经历 4~8 小时，经产妇需经历 2~4 小时。宫颈开口期过程如下图：

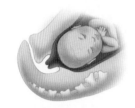 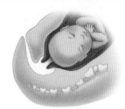 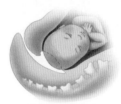

产程开始前的宫颈口　　　　宫颈口慢慢打开　　　　宫颈口完全缩回，
　　　　　　　　　　　　　　　　　　　　　　　宝宝的头进入阴道

第二产程：分娩期

　　是指从子宫颈全开到胎儿娩出的过程，当子宫颈全开以后，就进入第二产程。这时，胎头会慢慢往下降，产妇会感到疼痛的部位也逐渐往下移。这时，宝宝胎头逐渐经由一定方向旋转下降，最后娩出。初产妇 1~2 小时，经产妇 0.5~1 小时。

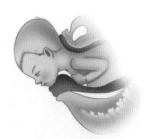

宝宝的头完全娩出

第三产程：娩出期

　　是指从胎儿娩出后到胎盘娩出的过程，等宝宝娩出后将脐带钳夹，再等胎盘自行剥落或协助排出。一般需要 5~30 分钟。

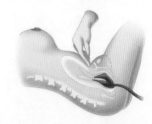

医生按压腹部和子宫，加速胎盘的排出

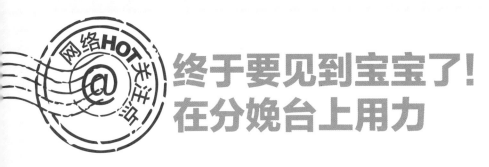

终于要见到宝宝了！在分娩台上用力

在阵痛的高峰用力，阵痛间隙放松

宫颈口已经完全打开，终于要开始用力了。不过，宫颈口全开后，并不需要一直用力。一定要随着阵痛的节奏，在最痛时用力，增加腹压。

然后，在短暂的阵痛间歇期全身放松。这样可以改善子宫内的血流状况，为宝宝送去充足的氧气。

如果在阵痛间歇期还继续用力，会导致子宫一直处于紧张状态，使产妇和宝宝都疲惫不堪。所以，一定要记住节奏——在阵痛最强时憋气用力，阵痛间歇就放松。

即使不知道怎么用力也不要慌张，医生、助产士会指导你用力，共同促进宝宝娩出。

听从助产士的指挥就没问题

用力时的感觉，大致如下图：

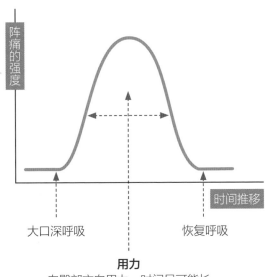

用力
向臀部方向用力，时间尽可能长

当阵痛来袭时，应大口深呼吸，果断吸气，也可以短促地吐几口气。然后尽量长时间地用力。疼痛一退去，开始缓缓呼气，恢复正常呼吸。

如果在用力过程中觉得难受，也可喘口气。每次阵痛持续50~60秒。在每一次阵痛中，可以按用力、呼气、吸气、再用力的顺序，每次用力约30秒。

先记下憋气的方法和诀窍

产妇在分娩台上用力时，要睁大眼睛，收紧下巴，背部和腰部向下压，双腿充分打开，然后腹部用力，往臀部方向用力（像解大便的感觉）。不要撑起胳膊，也不要扭动身体。如果双腿夹紧，宝宝就无法分娩出来，所以一定要向两边充分张开双腿。

此外，如果产妇心理紧张，就容易忽略周围的声音，如果心情放松，认真听助产士的指导，就能正确地用力了。

在分娩台上的主流体位是仰卧位（仰面躺下）和背部稍稍抬起的半仰卧位，还有各种各样的分娩姿势，如侧卧、四肢支撑等。无论选择哪一种姿势，都要保证尽量舒适、情绪镇定。

在分娩台上用力的方法

不要脸部用力
经常听到医护人员说"不要往脸部用力"。扬起下巴，向后弓起身子时就容易往脸上用力。产妈应将注意力集中到臀部，而不是脸部。

收紧下巴，看着肚子方向
收紧下巴，看着肚子方向，背部稍稍弯曲，这样就容易往臀部用力了。

眼睛应关注肚脐周围
要把关注点放在肚脐周围，尽量不要闭眼，也不要看着天花板、扬起下巴，否则会影响用力。如果闭眼睛，看不见周围的情况，就会把注意力全部集中在疼痛上，容易陷入恐慌，所以不要闭眼睛。

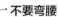

不要弯腰
要像撅起臀部那样，把背部和腰部压在分娩台上，不要向后弓着腰，也不要扭动身体。

张开双腿
两腿尽量分开，膝盖向外侧倾斜，给宝宝出生让道，避免将大腿合并，否则会导致产道关闭。所以一定要向外侧反转膝盖，张开双腿，脚底要紧紧踩住踏板，努力向脚后跟方向用力。

抓紧把手
紧紧抓住分娩台上的把手，腹肌用力，向靠近自己的方向使劲儿拉。

向臀部方向用力
用力时要将意识集中在臀部。其实憋气用力的感觉就像在解大便，要果断地向臀部方向用力，尽量延长用力时间。

提前了解剖宫产

顺产、剖宫产利弊分析

顺产： 恢复快，有利于母乳喂养；产后后遗症少；能锻炼宝宝的肺功能和平衡力；较节约开支。

剖宫产： 手术出血多，易感染，创伤面大；产后容易出现并发症；疼痛和恢复时间较长；宝宝未经产道挤压，湿肺的发生率高于顺产的宝宝；宝宝发生运动不协调的概率高。

因此，鼓励孕妈妈尽量选择顺产。

剖宫产是不能顺产时的无奈选择

以前，生孩子是非常危险的事，被认为是"在鬼门关里走一遭"，这让很多即将分娩的孕妈妈心里十分的害怕、恐惧……其实，孕妈妈不必过于担心，古代之所以难产率很高，主要是医疗水平有限。而现在医疗水平已经得到了很大的提升，一旦孕妈妈分娩时出现难产等异常情况，医生会在第一时间采取剖宫产手术，保证母婴生命安全。

哪些情况一定要选择剖宫产

孕妈妈	胎宝宝
1. 骨盆狭窄或畸形。 2. 有软产道的异常，如梗阻、瘢痕、子宫体部修补缝合及矫形等情况。 3. 患严重的妊娠高血压疾病，无法承受自然分娩的高龄产妇。 4. 前置胎盘或胎盘早剥。 5. 有严重的妊娠并发症，如合并心脏病、糖尿病、慢性肾炎等。	1. 胎儿过大，导致孕妈妈的骨盆无法容纳胎头。 2. 胎儿出现宫内缺氧，或者分娩过程中缺氧，短时间不能顺利分娩。 3. 胎位异常，如横位、臀位，尤其是胎足先入盆、持续性枕后位调整失败等。 4. 产程停滞，胎儿从阴道娩出困难。 5. 多胞胎。

剖宫产手术流程一览表

每个医院在进行剖宫产手术顺序上有所不同，一般情况遵循以下步骤：

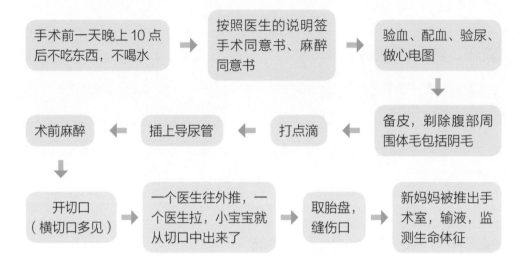

手术前一天晚上 10 点后不吃东西，不喝水 → 按照医生的说明签手术同意书、麻醉同意书 → 验血、配血、验尿、做心电图

备皮，剃除腹部周围体毛包括阴毛 ← 打点滴 ← 插上导尿管 ← 术前麻醉

开切口（横切口多见） → 一个医生往外推，一个医生拉，小宝宝就从切口中出来了 → 取胎盘，缝伤口 → 新妈妈被推出手术室，输液，监测生命体征

剖宫产手术开始后

手术开始：胎儿的诞生

当医生确定麻醉药起作用后开始手术，一般持续 1~2 小时。在手术开始的 10 分钟左右，宝宝就会诞生，然后伴随着响亮的啼哭，医务人员会给宝宝进行必要的检查，然后放到母亲面前。

娩出胎盘，缝合子宫和腹壁

在胎盘娩出后，医生会依次缝合子宫和腹部，剖宫产手术就结束了。一般情况下，手术缝合的线都采用可吸收的线，这样就不用拆线了。

马大夫提醒 **剖宫产后注意事项**

注意休息。由于手术创伤及麻醉药物的作用，产妇术后会极度疲劳，此时要注意休息，不要和他人过多交谈。

采取去枕平卧位。手术后 6 小时内麻醉药效尚未消失，可先取去枕平卧位，在药效消失后可活动时，宜采取侧卧位，使身体和床呈 20~30 度角，这个姿势可以减轻对切口的牵拉。

剖宫产前要做的准备

术前要禁食

在剖宫产手术前一天或更早需住院观察，手术前夜晚餐要清淡，晚上10点后不吃东西，12点后不喝水，防止术中胃内容物反流引起吸入性肺炎或窒息，如有头晕、出冷汗、虚脱等低血糖反应要及时告诉医务人员。

此外，在剖宫产手术中会使用麻醉药，药物发挥作用后，会给产妇带来一些不良反应，如恶心、呕吐等，术前进食更容易造成误吸，从而造成不必要的危险。

术前要多休息，保存体力

剖宫产手术虽然不像自然分娩那样需要消耗大量的体力，但手术后的恢复会消耗大量体力，所以产前要多休息，以保存体力。

术前最好洗个澡

因为剖宫产是创伤性手术，产前洗个澡能减少细菌感染。此外，术后伤口也不宜沾水，很长一段时间不能洗澡，所以术前最好洗个澡。

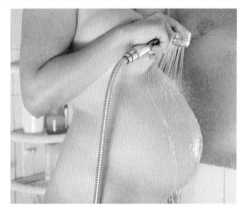

孕妈妈临产洗澡时，要注意水温不要太高，防止引起宫缩。

做好术前心理疏导

孕妈妈可以提前了解一下剖宫产的知识，加上现在剖宫产手术较成熟，孕妈妈大可放心。此外，家人要多鼓励孕妈妈，给她吃颗"定心丸"。

养胎饮食
临产及产程中应该怎么吃

饮食多样化，更有利于控制体重

孕10月是胎宝宝生长的最后冲刺阶段，在保证胎宝宝生长发育的同时又不能让胎宝宝长得太胖，以免胎儿太大影响分娩的顺利进行。孕妈妈还要储备胎宝宝出生所需的营养以及自身分娩要消耗的热量，因此这个阶段的饮食均衡最重要。孕妈妈可以少食多餐，增加每天进餐的次数，增加副食的种类，这样能保证各种营养素均衡摄入，又能满足热量的需要。

增加大豆及豆制品等优质蛋白质的摄入

整个孕晚期对蛋白质的需求量都是比较高的，要达到每日85克（大约相当于250黄豆的量），并且增加优质蛋白质的摄入。

蛋白质是修复组织器官的基础物质，子宫和乳房的增加，胎宝宝的生长，以及产后乳汁的分泌，都需要大量的蛋白质。

孕晚期，孕妈妈在保证蛋白质摄入总量的同时，除了瘦肉、蛋、鱼类、奶及奶制品外，可增加大豆、豆腐、豆浆等植物性优质蛋白质的摄入，吸收利用率高，又不易引发肥胖。

摄入足够的钙，促进胎宝宝骨骼和牙齿钙化

孕晚期，胎宝宝的牙齿和骨骼的钙化明显加速，胎宝宝体内的钙大部分是在孕晚期储存的，所以要继续保持每天1000毫克的钙量。同时注意补充维生素D，以促进钙的吸收。

补充富含维生素K的食物，有助于减少生产时出血

维生素K是脂溶性维生素，其主要作用是参与凝血因子的形成，有凝血和防止出血的作用，还参与胎宝宝骨骼和肾脏组织的形成。孕妈妈如果体内缺乏维生素K，会导致血液中凝血酶减少，容易引起凝血障碍，发生出血症，因此孕晚期要重点补充维生素K，以避免生产时的大出血。含维生素K丰富的食物有菜花、菠菜、莴笋、动物肝脏等。

分娩能量棒和电解质补水液，提供热量

分娩能量棒质地为果冻状，入口顺滑，便于孕妈妈服用。分娩能量棒中富含单糖、双糖、多糖、中链甘油三酯，极易被人体吸收，同时由于供能的作用方式和分解速度不同，既保证了分娩过程中的快速供能，也保证了持续供能，是目前国内最为领先的专业产品。

电解质补水液为半流质液体，产妇躺着也能轻松、顺利服用，减少呛咳发生及罹患吸入性肺炎的风险。电解质补水液富含钠、镁、维生素 B_1、维生素 B_2、维生素 B_6，快速补充水分，防止产妇电解质紊乱。

分娩能量棒和电解质补水液配合使用，可有效保证分娩过程中热量和水分的供给，为自然分娩保驾护航。

越临近分娩越要多补铁

整个孕期都需要注意铁的补充，临近生产时更不能忽视，宝宝的发育需要铁，而分娩时会流失血，同样需要铁的补充。

富含铁的食物以富含血红素铁的猪瘦肉、牛瘦肉、猪肝、猪血等为好。此外，植物性食物中的木耳、芹菜、菠菜等也富含非血红素铁，搭配富含维生素C的食物一同摄入，可以提高铁的吸收率。

待产期间适当进食

待产期间孕妈妈要适当进食以补充体力，可以多吃一些富有营养、易于消化且清淡的食物，例如面片汤、馄饨、鸡汤、鱼汤、小米粥等。也可以随身携带一些高热量的小零食，如巧克力等，以便随时补充分娩时消耗的体力。

第一产程：半流质食物

第一产程并不需要产妇用力，但是耗时会较长，所以应尽可能多地补充热量，以备有足够的精力顺利度过第二产程。

孕妈妈可以多吃稀软、清淡、易消化的半流质食物，如面条、小米粥、馄饨等，因为这些食物多以碳水化合物为主，在胃中停留时间比蛋白质和脂肪短，易于消化，不会在宫缩紧张时引起产妇的不适。

第二产程：流质食物

在即将进入第二产程时，随着宫缩加强，疼痛加剧，体能消耗增加，这时多数产妇不愿进食，可尽量在宫缩间歇适当喝点果汁、菜汤、红糖水、藕粉等流质食物，以补充体力，增加产力。

巧克力是很多营养学家和医生力荐的"助产大力士"，孕妈妈不妨准备一些，以备分娩时增加体能。

孕期营养厨房

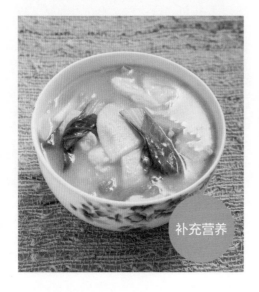

补充营养

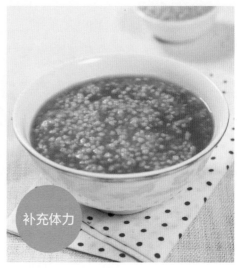

补充体力

什锦面片汤

材料 饺子皮 200 克，小油菜 100 克，番茄、鸡蛋各 1 个，土豆半个。

调料 盐 3 克，白糖 2 克。

做法

1. 番茄洗净，去皮，切片；土豆洗净，去皮切片；鸡蛋打散；油菜洗净；饺子皮切成四片。

2. 锅内油热后先炒鸡蛋，炒散后放入土豆片、番茄片煸炒匀。

3. 淋入开水，大火煮开，煮开后放入面片，改为中火煮至面片熟透，再放入小油菜，调入盐、白糖搅匀，关火。

 煮得软烂的面片汤易消化吸收，能为待产妈妈提供碳水化合物，加入了油菜、番茄等，可提供维生素，补充营养。

红糖小米粥

材料 小米 100 克，红糖 15 克。

做法

1. 小米淘净，浸泡约 30 分钟。

2. 锅中加适量水，放入小米，中火煮约 20 分钟。

3. 熬至黏稠时加入红糖，转小火熬 2 分钟即可。

 小米富含维生素 B_1、氨基酸，红糖有暖胃的作用。红糖小米粥能暖身，帮助待产妈妈快速补充体力。

每天胎教 10 分钟

语言胎教：读段绕口令，增强胎宝宝对语言的敏感性

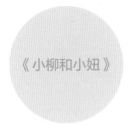

《小柳和小妞》

路东住着刘小柳，
路南住着牛小妞。
刘小柳拿着红皮球，
牛小妞抱着大石榴。
刘小柳把红皮球送给牛小妞，
牛小妞把大石榴送给刘小柳。
牛小妞脸儿乐得像红皮球，
刘小柳笑得像开花的大石榴。

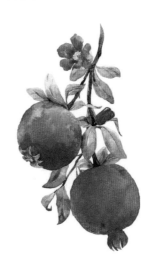

情绪胎教：小天使如约而至

经过十个月的漫漫孕期，终于要跟可爱的小天使见面了。在这十个月当中，孕妈妈是否已经将宝宝的模样想了千百遍，那宝宝到底长什么样？孕妈妈一定迫不及待地想要看看是不是和自己想象的一样。在这令人激动紧张的时刻，孕妈妈一定要用心记录下来。也可以将自己对宝宝的期待和祝福一起写下来，等将来宝宝长大成人后，把这有纪念意义的礼物送给他。

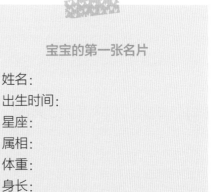

宝宝的第一张名片

姓名：

出生时间：

星座：

属相：

体重：

身长：

健康孕动　瑜伽球助顺产

孕 10 月运动原则

☆ 适当做做打开骨盆的动作，促进分娩。

☆ 孕妈妈的身体重心会发生变化，应减少平衡性运动，避免摔倒。

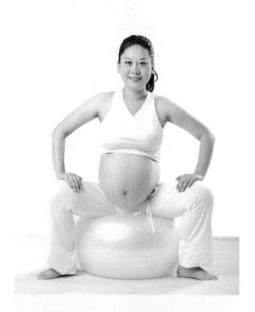

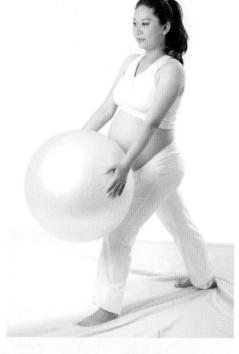

转球蹲功：打开骨盆内侧

1 坐在球上，小腿垂直于地面，大腿与地面平行。

2 将骨盆内侧打开，尾骨内收，轻轻浮坐在球上。

3 深吸气，吐气时以顺时针方向转动骨盆，自然呼吸，转动5~10次后换成逆时针方向旋转。做5组。

推球大步走：打开骨盆腔

1 吸气，弓步，双手举球，向上伸展。

2 吐气，挺胸，双手抱球下落于大腿上。连续做5次，一共做3组。该动作可以打开骨盆腔，减少盆底肌下坠感。

什么时候去医院待产

临近预产期，兴奋之余不免有些担心，到底何时去医院？

分娩时如果没来得及去医院怎么办？

 ## 4 种情况下可开拔去医院，不跑冤枉路

有些孕妈妈因为担心会把宝宝生在路上或生在家里，因此早早到医院去待产。其实，这样做是没有必要的，一是医院人多嘈杂，睡不好、吃不好，会增加孕妈妈心理负担，造成产前身心疲惫，还会增加经济负担。二是很多医院的床位比较紧张，一般不会提前接收没有临产迹象的孕妈妈，这也会影响孕妈妈的心情。

但太晚去医院也不好，很容易手忙脚乱，所以选择合适的时机到医院待产非常重要。

什么时候去医院

1. 腹痛，1小时4~6次或10分钟1次。
2. 见红，流血量大于平常月经量。
3. 见红后腹痛逐渐频繁且规律。
4. 早期破水（平卧，臀部垫高，立即送往医院）。

办理住院要准备好这些证件

临近预产期，孕妈妈应该把住院所需证件放在一个袋子里，和待产包放在一起，这样在紧急情况下就不会把重要的东西落下。那么孕妈妈办理住院到底需要哪些证件？

 医院晚上也有值班的，别担心

孕妈妈不要担心半夜出现宫缩、破水等情况时无人管，医院是 24 小时值班的，无论孕妈妈什么时候入院，都会在最短的时间内把孕妈妈安全地送到产房。

所需证件

夫妻双方身份证
医保卡的原件
《母婴健康手册》
信用卡或足够的现金

分娩时来不及进医院怎么办

对于生产这件事，尽量不要打无准备之战，但是如果出现意外，比如急产来不及去医院，要先打电话给 120，说明情况，请求派医护人员到家里协助分娩。如果医护人员还没到就已经把孩子生出来了，注意不要自行剪断脐带，要等待医护人员处理。因为如果剪脐带的剪刀消毒不彻底，很容易造成细菌感染。还需要为宝宝擦干，保温，避免宝宝坠地外伤。

网络点击率超高的问答

专题

预产期都过了还不生怎么办？

马大夫回复： 预产期是指孕40周，临床上认为妊娠满37周至不满42足周期间分娩都属于正常妊娠范围，达到或超过42周为过期妊娠。过期妊娠易发生胎儿窘迫，羊水减少，分娩困难及产伤，甚至引起胎儿死亡，故应引起重视。

如果临近预产期还没有动静，孕妈妈不要着急，继续产检，观察胎动、宫缩。如果预产期过了一周，一定要到医院就诊，医生会根据情况采用B超检查和药物催生等方法。

臀围大的孕妈妈更容易顺产吗？

马大夫回复： 能否顺产取决于骨盆、产道、产妇的精神因素、胎宝宝的大小和胎位等多方面，臀围大的孕妈妈并不表示骨盆也大，臀围大小并不是顺产的决定因素。

阵痛开始后，总有想排便的感觉怎么办？

马大夫回复： 当宫口大开、马上要分娩的时候，就会有种想大便的感觉，这是胎宝宝在阴道里刺激直肠而产生的感觉。如果你不能判断情况，那么每次有了便意都要告诉医生，不要擅自去厕所，避免危急情况发生。

剖宫产更有利于恢复身材吗？

马大夫回复： 有的孕妈妈以为顺产的时候骨盆完全打开，以后想恢复身材会非常困难，而剖宫产虽然挨了一刀，却不会让身材走样。其实这是不科学的。因为骨盆的张开和扩大是在孕期就发生的，并不是生产那一刻才发生，而且相比而言，顺产的妈妈可以更早下床活动，更有利于产后的恢复。

高龄就不能顺产吗？

马大夫回复： 孕妈妈能否顺产的 4 个决定因素是：产道、产力、胎儿、产妇的信心和勇气。产妇的骨盆大小合适、胎儿胎位正、产妇有充足的产力且有自然分娩的信心，即使高龄产妇也能顺产。

头胎进行了会阴侧切，生二胎时还会侧切吗？

马大夫回复： 会阴伸缩良好时不需要。二孩妈妈即使在生二胎时也会对会阴侧切感到不安，但因为已经有了生产经验，在会阴部伸缩良好的情况下，只要胎儿的头部能顺利出来，就不需要侧切。

当然，有时需要根据胎儿的情况综合考虑，如果条件不允许，也必须进行侧切。是否进行会阴侧切，要根据生产时的具体情况而定，孕妈妈不用顾虑太多。

无痛分娩真的不痛吗？会不会对胎儿有不良影响？

马大夫回复： 无痛分娩是几乎没有疼痛的自然分娩，医学上称为"分娩镇痛"，目前应用最为普遍的是硬膜外阻滞镇痛分娩法，具体做法是在产妇的硬膜外腔注射适量浓度的局部麻醉药及止痛剂，阻断硬膜外腔组织对子宫感觉神经的支配，减少其在分娩过程中的疼痛。麻醉药一般剂量小，不影响产妇在分娩中的配合。

无痛分娩根据产妇体质及生理条件不同，所达到的效果也不尽相同，并非所有的分娩都能做到完全无痛。在无痛分娩过程中，大多数产妇可以达到无痛且能感受到子宫收缩的状态，也有极少数产妇在无痛分娩时还是会感到疼痛，存在无痛分娩失败的情况。

顺利的无痛分娩不会对胎儿有任何影响。硬膜外分娩镇痛时所用药物的剂量和浓度均较低，单位时间内进入产妇体内的药物远远低于剖宫产麻醉。麻醉药直接注入椎管内（硬膜外腔或者蛛网膜下腔）而非静脉，吸收入母体再通过胎盘进入胎儿体内的药物微乎其微，对胎儿没有不良影响。

PART

12

产后
科学护理，快快恢复

顺产和剖宫产妈妈月子餐的注意事项

如何合理安排产褥期膳食

有些产妇在分娩后的头一两天感到疲劳无力或肠胃功能差，可选择较为清淡、稀软、易消化的食物，如面片、挂面、馄饨、粥、蒸或煮的鸡蛋及煮烂的肉菜，之后就可以过渡到正常膳食。剖宫产产妇手术后约24小时胃肠功能开始恢复，应再给予流食1天，但忌用牛奶、豆浆、大量蔗糖等胀气食品。情况好转后给予半流食1~2天，再转为普通膳食。

产褥期可比平时多吃些鸡蛋、禽肉类、鱼类、动物肝脏、动物血等以保证充足的优质蛋白质供给，并促进乳汁分泌，但不应过量。还必须重视蔬菜水果的摄入。

顺产新妈妈分娩后就能吃东西了

顺产的新妈妈生完宝宝后就可以吃东西了。此时，新妈妈身体虚弱，没啥食欲，家人可以为新妈妈准备点红糖小米粥，让新妈妈养血补血，恢复元气。

产后应避免立即进食高脂、高蛋白食物，初乳过于浓稠反而会引起排乳不畅。分娩后1周内应多吃低脂流质或半流质食物，逐渐增加鲫鱼、鲢鱼、猪蹄汤等高营养食物。

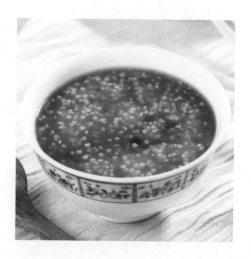

剖宫产新妈妈排气后再进食

扫一扫，听音频

剖宫产后 6 小时内应严格禁食，这是因为麻醉药药效还没有完全消除，全身反应低下，如果进食，可能会引起呛咳、呕吐等。如果实在口渴，可间隔一定时间喂少量水。

如果分娩后 6 小时还未排气，新妈妈可以吃些排气的食物，如萝卜汤、鸽子汤等，增强肠胃蠕动，减少腹胀，促进排气，预防肠粘连。通常排气后 1~2 天内，可进食半流食，如蒸蛋羹、稀粥、软烂面条等，此后可逐渐过渡到正常的月子饮食。

顺产和剖宫产新妈妈月子餐饮食原则

原则一：数量要精
产后吃过量的食物会让妈妈更加肥胖，对产后恢复也没益处，如果妈妈产后需要哺乳，可以适当增加食量。

原则二：种类要杂
吃多种多样的食物，荤素搭配着吃，这样营养才能更全面均衡，无论荤素，食物的种类越多越好。

原则三：食物要稀
大多数妈妈产后要母乳喂养，会分泌大量乳汁，所以一定要在食物中增加水分的摄入，流质食物是很好的选择，如汤、粥等。

原则四：烹煮要软
烹煮食物以细软为主，米饭也可以软烂一些，少吃油腻的食物。一部分妈妈产后体力透支会有牙齿松动的情况，应避免食用过硬的带壳的食物。

原则五：少食多餐
坐月子期间，新妈妈肠胃虚弱，进食时不宜一次量太多，但又容易饿，因此除了正常的一日三餐外，应在两餐之间适当加餐，以促进肠胃功能的恢复。

原则六：补充蛋白质
新妈妈饮食中应增加蛋白质的摄入，因为蛋白质可以提高乳汁的质量。一般来说，哺乳的新妈妈每日应摄入蛋白质 80 克，应选择动物蛋白和植物蛋白搭配的方式。富含优质蛋白质的食物主要有瘦肉、鱼虾、鸡蛋、牛奶、大豆等。

伤口愈合前，不宜多吃深海鱼

鱼类特别是深海鱼体内含有丰富的有机酸，能抑制血小板凝集，不利于术后止血或伤口愈合，所以剖宫产妈妈产后头几天不宜过多吃深海鱼。

哺乳期如何护理乳房

选择松紧合适的文胸

妈妈在哺乳期乳腺内充满乳汁，其重量会明显增加，更容易下垂。因此，在哺乳期间，一定要讲究文胸的选用，松紧合适的文胸能发挥最佳的提托效果。睡觉时不要戴文胸。

哺乳妈妈的文胸大小以舒适为宜，不要过于宽大，否则起不到提托乳房的作用，也不宜太紧，否则不利于乳房健康。在材质上，应选择吸汗、透气、无刺激性的，最好是纯棉面料，化纤材质的不宜选。

用正确的姿势喂奶

母乳喂养时，要和宝宝"胸贴胸、腹贴腹、下颌贴乳头、视线相对"，让宝宝含住乳头和大部分乳晕，而不仅仅是含住乳头。哺乳姿势不对会损伤乳头，尤其不要让宝宝含着乳头睡觉，以免引起宝宝窒息。

乳头内陷及时提拉

如果乳头短小或内陷，可以每天十字提拉并捻转乳头2~3次，每次20~30分钟，也可以用吸奶器吸引后再提拉，也可按照155页的按摩法来矫正。

乳房胀痛应先敷

如果乳房胀痛，可以先热敷（局部发烫就先冷敷），再沿着乳腺管呈放射状由乳房根部向乳头推按。如果有硬结，先按摩硬结，再推挤、疏通导管，以排出乳汁，缓解胀痛。

乳头皲裂这样做

1 用乳汁滋润乳头。哺乳后，可挤出适量乳汁涂在乳头和乳晕上，不要着急穿衣服，先让乳头露在外面，直到乳头干燥。乳汁有抑菌的作用，且富含蛋白质，有利于乳头皮肤的愈合。

2 对已经皲裂的乳头，可以每日用乳头霜或维生素E涂抹伤口，促进伤口愈合。

3 如果疼痛难忍，可以用乳头罩，隔着乳头罩哺乳，或将乳汁挤进奶瓶喂给宝宝。新生儿要选择S号或SS号的奶嘴，以防宝宝呛奶，或因太容易吸出而不吸妈妈的奶了。

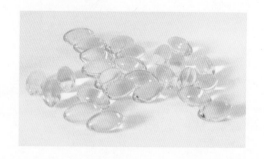

乳头罩的使用方法

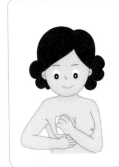

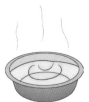

1 使用前先用温水清洗乳头及乳晕。

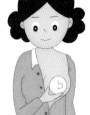

2 将乳头罩的一面置于乳头上，并与乳房贴紧。宝宝吸吮时，可用手指轻压乳头罩四周。

适当做胸部健美操

　　产妇分娩后，支撑乳房的韧带和皮肤因为长时间的拉扯很难在短时间内复原，再加上要哺喂宝宝，此时如果不注意乳房的保护，很容易导致乳房下垂。从产后第 4 周开始，做这套胸部健美操可以帮助乳房恢复往日的挺拔和美丽。

马大夫提醒 **可先用疼痛轻的一侧乳房哺乳**

　　如果出现乳头皲裂，先用疼痛轻的一侧乳房哺乳，注意将乳头及 2/3 的乳晕含在宝宝口中，还要注意变换宝宝的吃奶位置，以减轻吸吮对乳头的刺激，防止乳头皮肤皲裂加剧。

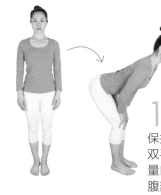

1 自然站立，双脚并拢，双手放于身体两侧，保持 10 秒钟。向前弯腰，双手放于膝盖上，上身尽量向前，挺直背部，收缩腹部，保持 15 秒钟。

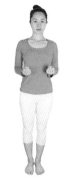

2 身体回正，双手握拳，双臂屈成 90 度并贴紧身体，尽量提高，保持 10 秒钟。

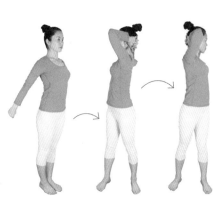

3 伸直双臂，用力向后伸展，保持 15 秒钟。双脚分开，双手抱住后脑，身体向左、右各转 90 度，重复做 20 次。

奶水不够看这里，教你变成催奶师

坚持母乳喂养

☆ 产后尽早开奶，坚持新生儿第一口食物是母乳。

☆ 坚持 6 月龄内纯母乳喂养。

☆ 顺应喂养，建立良好的生活规律。

☆ 生后数日开始补充维生素 D，不需补钙。

☆ 婴儿配方奶是不能纯母乳喂养时的无奈选择。

☆ 监测体格指标，保持健康生长。

把握好母乳喂养时间

很多妈妈会问，"隔多久给宝宝喂奶？""每次要喂多长时间？"……其实这没有统一的规定，最好还是注意观察并预测宝宝的奶量，进行按需喂养。

大多数宝宝在吃饱后会停止吸吮动作，安然入睡或是把嘴巴从乳房上移开。妈妈可以让宝宝先吃一侧乳房的奶，直到宝宝不吃了，给宝宝拍嗝，再让他吃另一侧乳房。一般宝宝吃一侧乳房的奶需要 10～15 分钟，吃奶的时间越长，宝宝就越能吃到更多的后奶（脂肪含量高）。但关键是在整个哺乳过程中，宝宝要保持持续的吸吮动作。

勤让宝宝吃，及时排空

可以让宝宝想吃就吃，多吸吮乳头，既可使乳汁及时排空，又能通过频繁的吸吮刺激妈妈分泌更多的催乳素，使奶量不断增多。

一般来说，即便开始奶水不多，只要让宝宝多吸，加上妈妈保持愉快的心情、充足的睡眠、均衡的营养，奶水慢慢会多起来的。

两侧乳房轮换着喂奶

宝宝开始吃奶时，左右乳房轮换着喂，这样能维持奶水的供应量。如果一次只喂一边，那么另一边乳房受到的刺激会减少，泌乳量自然也会减少。所以，每次喂奶时两侧的乳房要让宝宝轮换着吸吮，否则容易出现乳房一大一小。

避免乳头错觉

宝宝出生后一定要尽早吸吮妈妈的乳头，尽可能多地和妈妈待在一起，饿了就喂，避免过早用奶瓶。因为太早让宝宝用奶瓶，他容易产生奶瓶依赖，也容易产生乳头错觉而拒吃母乳。

新妈妈应充分休息

妈妈夜间会起来给宝宝喂几次奶，所以晚上往往睡不好觉。而睡眠不足也会导致奶量减少。所以，妈妈尽量根据宝宝的生活规律调整休息时间，当宝宝睡觉的时候，妈妈只要感到疲惫就可以躺下休息，做到"宝宝睡，妈妈睡"。千万不要小看这短短的休息时间，它会让妈妈保持充足的精力。此外，白天尽量让家人帮忙照顾宝宝，自己抓紧时间睡个午觉。

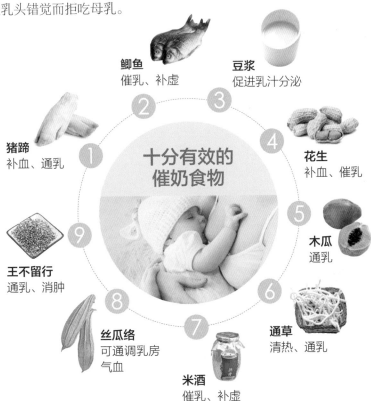

鲫鱼
催乳、补虚

豆浆
促进乳汁分泌

猪蹄
补血、通乳

花生
补血、催乳

十分有效的
催奶食物

木瓜
通乳

王不留行
通乳、消肿

通草
清热、通乳

丝瓜络
可通调乳房
气血

米酒
催乳、补虚

产后促进泌乳、消除乳房硬结的按摩法

按摩乳房

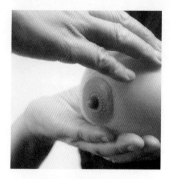

1 螺旋形按摩
从乳房的基底部开始，向乳头方向，以螺旋状按摩整个乳房。

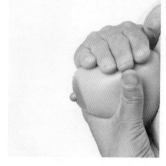

2 环形按摩
用双手的手掌托住乳房的上下方，由基底部向乳头方向做环形按摩。

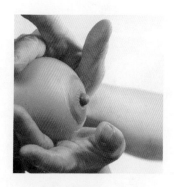

3 掌压式按摩
双手张开置于乳房两侧，手掌掌根、鱼际用力，由乳房向乳头方向挤压。

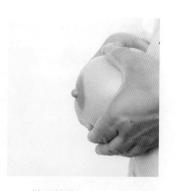

4 挤压按摩
双手拇指放在乳房上，四指在乳房两侧，然后由基底部向乳头方向挤压。

按摩乳头

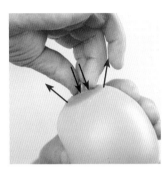
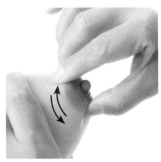
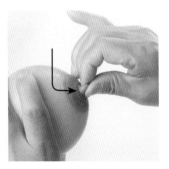

1 纵向按摩乳头
用拇指、食指、中指的指腹顺乳腺管走向来回按摩，可通畅乳腺管。

2 旋转按摩乳头
用手指垂直夹起乳头，一边压迫着尽量让手指收紧，一边变化位置。需要注意，乳晕部的乳窦比较硬，按摩的时间要稍微长一点，才能使乳晕、乳窦变得柔软。

3 牵拉按摩乳头
用拇指、食指、中指从乳晕部分向乳头方向挤压，挤压时可把按摩的三指想象成宝宝的小嘴巴，能使泌乳反射得到刺激并加强。

按摩乳腺

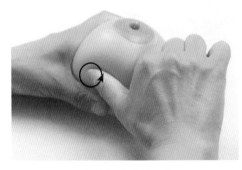

揉乳腺管，仔细地把乳腺管内的乳汁全部排出来。

马大夫提醒 **按摩要注意这 4 点**

1. 催乳按摩时，为了防止损伤皮肤，最好先用香油或润肤露润滑手和乳房。

2. 用双手全掌由乳房四周沿乳腺管轻轻向乳头方向推抚，促进血液循环，起到疏通乳腺管的作用。

3. 若碰上乳房有硬块，最好从没有硬块的部位推向硬块部位，直至整个乳房逐渐变软。

4. 最后用大拇指和食指在乳晕四周挤压一番，能更有效地达到催乳的效果。

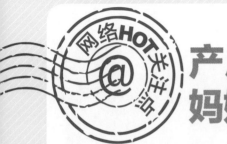

产后抑郁：
妈妈，请你不要不开心

什么是产后抑郁

产后抑郁是指产妇在分娩后出现抑郁、悲伤、沮丧、哭泣、易激怒、烦躁、对自身及婴儿健康过度担忧，常失去生活自理及照料婴儿的能力，有时还会陷入错乱或嗜睡状态，甚至有自杀或杀婴倾向等一系列症状的心理障碍，是产褥期精神综合征中最常见的一种。通常在产后2周内出现，4~6周症状明显。

产后为什么会抑郁

引起产后抑郁症的原因比较复杂，一般认为是多方面的，但主要是产后神经内分泌的变化和社会心理因素引发的。

神经内分泌变化

妊娠晚期，体内雌激素、孕激素显著提高，皮质醇、甲状腺激素也有不同程度增加，分娩后这些激素突然撤退，激素变化会扰乱大脑神经传达系统，容易导致情绪抑郁。

社会心理原因

对母亲角色不适应、调适能力差、保守固执的产妇更容易引发此病。此外，家庭经济状况差、夫妻感情不和、婴儿性别及健康状况等都是重要的诱发因素。

怎么防治产后抑郁

重视产褥期保健

重视产褥期保健，尤其要重视产妇心理健康。对分娩时间长、难产或有不良妊娠结局的产妇，应给予重点心理护理，注意保护性医疗，避免精神刺激。

学会调节情绪，坦诚告诉家人实情

对产后抑郁症，妈妈首先要学会调节自己的情绪，不要勉强自己做不喜欢的事情，心情不好的时候可以听听音乐、找朋友聊聊开心的事儿、做点简单的家务分散注意力。

如果很难自己排解郁闷，就要将自己的情况如实告诉家人，及时沟通，让家人了解你最需要什么，千万不要闷在心里。勇于寻求和接受帮助，是解决产后抑郁的积极方式。

母权下放

别总是担心老公做不好、老人做不好，不要总以为天底下唯有妈妈才能给孩子完美的抚育。这种霸道母爱最终会反噬自己：妈妈会成为永远脱不开身的千手观音，永远疲累交加。

不要强迫自己做百分百的好妈妈

身处信息时代，我们可以从网上、书上找到详尽的育儿信息。但以科学育儿过分苛责自己，等同于自虐。在照顾宝宝时有所闪失在所难免，孩子哭了是否要去抱，是否要定时定量喂奶，因人而异，量力而行。标准是：如果妈妈因此而焦虑，可放弃书本上的育儿知识，按照天性和心情行事。

饮食上多吃"快乐食物"

① ▶ 中医认为，抑郁症主要为肝火旺盛、气血凝滞所致，可以多喝一些清热去火的粥，如苦瓜粥、百合枸杞粥等。

② ▶ 多食 B 族维生素含量丰富的食物。B 族维生素是调节身体神经系统的重要物质，也是构成神经传导的必需物质，能够有效缓解心情低落、全身疲乏、食欲缺乏等症状。鸡蛋、深绿色蔬菜、牛奶、谷类、芝麻等都是不错的选择。

③ ▶ 多吃富含钾离子的食物，如香蕉、瘦肉、坚果类、绿色蔬菜等，这些食物有利于稳定血压和情绪。

④ ▶ 多吃牛奶、小米、香蕉、葵花子、南瓜子等富含色氨酸的食物，能帮助调节情绪。

到户外散心转换心情

妈妈可在家里走走，放松一下身心。身体允许的话可以到户外散散步，呼吸一下新鲜的空气，会让心情豁然开朗。

丈夫要体贴关心新妈妈

丈夫的体贴关心和温情安慰，是缓解新妈妈产后抑郁症最重要的良药。这种来自爱人的关爱是任何人都无法给予的。作为丈夫，要时刻关注妻子的情绪，要及时发现问题、及时解决。新生命的到来在给爸爸带来幸福的同时，也带来了很多压力，但爸爸们还是要注意控制暴躁的脾气，保持温柔和耐心。

严重抑郁要及时进行治疗

产后抑郁症很常见，据统计，有50%~90%的新妈妈会患不同程度的产后抑郁症。如果新妈妈的症状已经严重影响正常的生活，就需要尽快到医院就诊。在医生的指导下服用药物，并辅以心理咨询。产后抑郁症如果及时治疗，效果还是相当好的。80%以上的产后抑郁症患者在适当的药物和心理治疗后，症状都会得以缓解。

马大夫提醒　再次妊娠产后抑郁复发率高

再次妊娠时，产后抑郁的复发率高达50%，所以曾患产后抑郁症的女性，再次妊娠和分娩后，均应密切关注。

瘦身健美月子操

权威解读 《中国居民膳食指南 2016（哺乳期妇女膳食指南）》

产后如何科学运动和锻炼

坐月子期的运动方式可以采用月子操。月子操应根据新妈妈的分娩情况、身体状况循序渐进地进行。顺产的新妈妈一般在产后第 2 天就可以开始，每 1~2 天增加 1 个动作，每个动作做 8~16 次。6 周后可选择新的锻炼方式。

产后 6 周开始可进行有氧运动如散步、慢跑等。一般从每天 15 分钟逐渐增加至 45 分钟，每周坚持 4~5 次，形成规律。对于剖宫产的新妈妈，应根据自己的身体状况（如是否贫血，伤口恢复情况），缓慢增加有氧运动及力量训练。

月子里也是可以做操的，适度的运动有助于促进消化、排出恶露，同时可增强免疫力，锻炼盆底肌肉，减少腰、腹、臀等部位脂肪堆积，避免产后肥胖，健美又强身。

手指屈伸，运动从手开始

两手从大拇指开始，依次弯曲，再从小拇指依次展开，如此弯曲、展开练习。

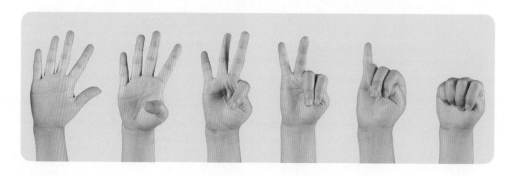

深度腹式呼吸，增加腹肌弹性

仰卧，双手贴在身体两侧，用鼻子尽可能深且慢地吸气并收腹，胸部不动，腹部隆起，吸满后再慢慢从口中呼出，腹部随之慢慢下降回缩，如此反复，可增加腹肌弹性。

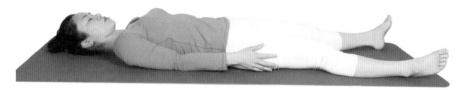

转肩运动，缓解疲劳

站立或者坐位，屈臂，手指轻搭在肩上，肘部带动肩膀关节顺时针方向转动10次，再逆时针转动10次。这个动作有助于促进肩部血液循环，缓解疲劳。

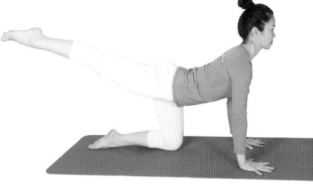

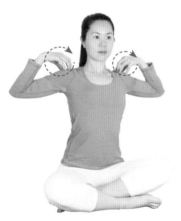

全身运动，帮助恢复体形

跪姿，双臂支撑在瑜伽垫或床上，左右腿交替向后高举。

注：以上动作中，屈指、呼吸、转肩等小动作，产后第2天就可以开始做了，踏板运动最好在顺产3天、剖宫产10天以后再开始慢慢做。

踏板运动，促进下肢血液循环

双腿在空中交替做骑车蹬腿运动。最开始可以做10分钟，然后根据身体适应能力逐渐增加时间。这个动作能促进下肢血液循环，防止肿胀。

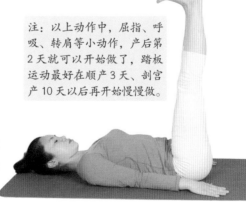

剖宫产后怎么瘦身

产后第 1 天家人帮捏捏全身肌肉

剖宫产手术后，妈妈身上的麻醉药效还没有完全消退，会感到下肢麻麻的，这时家人要帮助妈妈捏捏四肢的肌肉，如捏捏双臂和双腿，能避免妈妈肌肉僵硬，为妈妈尽早排便和下床行走做准备。

产后第 2 天可起身坐一坐

剖宫产妈妈不能像正常阴道分娩的妈妈一样产后 24 小时就下床活动，但是可以在第 2 天起身坐一坐，这也有助于排恶露、避免肠粘连，有利于子宫切口的愈合。

产后 1 周内避免剧烈的腹部运动

一般剖宫产后 1 周左右，腹部切口表皮虽然愈合了，但腹部多层组织未愈合，伤口比较脆弱，一定要避免仰卧起坐、弯腰负重等腹部运动。

剖宫产要待伤口愈合后再开始瘦身运动

很多人觉得剖宫产后要静卧不动，等待体力恢复，这也是种认识误区。只要体力允许，要尽早下床活动并逐渐增加活动量。但是要跟顺产妈妈的瘦身运动方案有所区别，一是因为刀口恢复需要时间，二是剖宫产后妈妈腰腹部比较脆弱，强行锻炼会对身体造成损伤。建议剖宫产后 6 周左右，等刀口愈合后再进行瘦身运动。

产后 6 周逐渐恢复正常运动

剖宫产后 6 周进行产后检查时，如果身体恢复正常了，再从散步逐渐过渡到瑜伽、快走、慢跑等缓和的中强度的运动。但要注意，一次运动时间不能太长，建议从 5 分钟开始，慢慢增加运动时间及强度。

运动方式也应从简单到复杂，从卧式到坐式，再到全身轻微运动，最后到腹部局部拉伸，循序渐进。

产后减重的理想速度是每周 0.5~1千克，减得太快对身体不利。

坐完月子，
产后 42 天都查些啥

不一定非得在产后 42 天当天查

无论是顺产还是剖宫产，怀孕后发生巨大变化的脏器都会在产后 42 天逐渐恢复，尤其是子宫。产后 42 天复查就是为了及时了解新妈妈身体各方面是否恢复正常，以免留下健康隐患。

产后复查不一定非得在第 42 天，如果没有什么不舒服，推后几天也无妨，产后 42~56 天检查都可以。

新妈妈做全身检查和妇科检查

全身检查：包括称体重、量血压、血常规及尿常规检查、了解哺乳情况。如果新妈妈有体重过重、贫血、感染等情况，要及时干预和治疗。孕期有高血压、糖尿病、心脏病等内科并发症的新妈妈，产后复查时还应到相应内科做相关检查。

妇科检查：通过妇科内诊、B 超及阴道分泌物检查，观察子宫、宫颈是否已恢复至非孕状态，有无阴道炎症等。剖宫产的妈妈还要查看腹部伤口的愈合情况。

盆底肌功能检查：怀胎十月及分娩都会给盆底肌肉、韧带等组织造成不同程度的损伤，容易出现漏尿、子宫脱垂等。如果盆底肌功能受损不及时治疗，就会严重影响女性以后的生活质量。

宝宝做一次全方位"大检阅"

产后复查除了妈妈做检查，宝宝也要进行身体检查。

新妈妈去体检时，要带着宝宝一起去医院。妈妈去产后体检室，宝宝去新生儿科做健康检查。宝宝的检查项目有测量体重、身高、头围、胸围，以及检查肌力、肌张力、听力、智力、神经系统。医生还会询问宝宝吃奶、睡觉、大小便等情况，以便对宝宝做出有针对性的喂养指导。这次体检是对宝宝生长发育情况进行的一次全方位"大检阅"，对宝宝很重要。所以，新手爸妈要悉心准备，让宝宝顺利做完第一次体检。

 带宝宝体检时要注意的

在进行体检前，要注意宝宝的情绪。宝宝也会像大人一样有情绪不好的时候，所以应当避开宝宝烦躁或饥饿的时候去医院，防止宝宝因为烦躁而不能很好地配合医生。

这些姿势还不会就 OUT 了

正确抱娃姿势

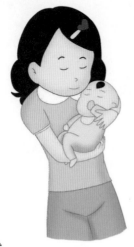

横抱式

适合 3 个月内的宝宝。将宝宝的头放在左臂弯里，肘部护着宝宝的头和颈部；左腕和左手护着宝宝的背和腰；右小臂护着宝宝的腿部，右手托着宝宝的屁股和腰。

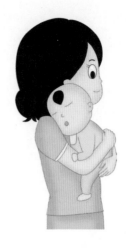

背面立式

适合 3~4 个月以上的宝宝。让宝宝面朝妈妈，并坐在妈妈的一只前臂上，妈妈的另一只手护着宝宝的腰背部，让宝宝的胸部紧贴在妈妈的前胸，头部紧贴在妈妈的肩部。

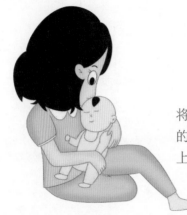

仰面斜抱式

适合 2 个月以上的宝宝。妈妈坐着，将宝宝的头放在臂弯里，肘部护着宝宝的头和颈部；宝宝的屁股坐在妈妈的腿上，妈妈的右手护着宝宝的腿部。

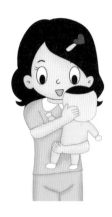

竖抱式

适合 3 个月以上的宝宝。让宝宝面朝着妈妈，并坐在妈妈的一只前臂上。此阶段宝宝的头部已经稍微能够抬起了，但妈妈仍需要保护好他的头、颈、背部。

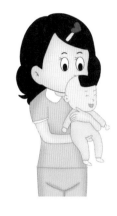

坐抱式

适合 5~6 个月以上的宝宝。宝宝背靠在妈妈胸前，脸、手向前，妈妈一手从腋下经宝宝前胸环抱住他，另一手从宝宝一侧大腿下伸向另一侧抱住宝宝另侧臀部和大腿。

马大夫提醒 **抱娃需要注意以下 4 点**

1. 妈妈应洗净双手、摘掉手上的戒指再抱宝宝，以免划伤宝宝娇嫩的肌肤。
2. 抱宝宝时，动作要轻柔、平稳，最好能够微笑地注视着宝宝。
3. 满 3 个月前，宝宝颈部力量很弱，所以妈妈要始终注意支撑着宝宝的头颈部。
4. 不要久抱，宝宝骨骼生长很快，长时间抱着会抑制和影响宝宝骨骼生长。

正确哺乳姿势

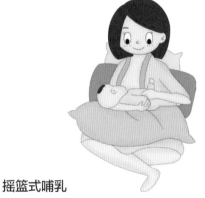

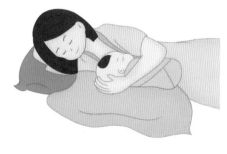

摇篮式哺乳

在有扶手的椅子上（也可靠在床头）坐直，把宝宝抱在怀里，胳膊肘弯曲，宝宝后背靠着妈妈的前臂，用手掌托着宝宝的头颈部（喂右侧时用左手托，喂左侧时用右手托），不要弯腰或者探身。另一只手放在乳房下呈"U"形支撑乳房，让宝宝贴近乳房，喂奶。这是早期喂奶比较理想的方式。

侧卧式哺乳

妈妈侧卧在床上，让宝宝面对乳房，一只手揽住宝宝的身体，另一只手帮助将乳头送到宝宝嘴里，然后放松地搭在枕侧。这种方式适合早期喂奶，妈妈疲倦时喂奶，也适合剖宫产妈妈喂奶。

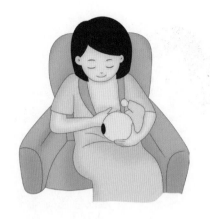

喂奶注意以下3点

1. 可以经常变换喂奶姿势，既能很好地疏通乳腺，又能缓解妈妈手臂酸痛。

2. 最好不要让宝宝含着乳头睡觉，一次喂奶保持在20~30分钟即可。

3. 喂奶时注意，别让乳房堵住宝宝的口鼻，以防发生窒息。

足球抱式哺乳

将宝宝抱在身体一侧，胳膊肘弯曲，用前臂和手掌托着宝宝的身体和头部，让宝宝面对乳房，另一只手帮助将乳头送到宝宝嘴里。妈妈可以在腿上放个垫子，宝宝会更舒服。剖宫产、乳房较大的妈妈适合这种喂奶方式。

正确包裹宝宝的姿势

1 把包单铺在床上成菱形，将顶角折下约15厘米，让宝宝仰面放在被子上，保证头部枕在折叠的位置（A）。

2 把包单靠近宝宝左手的一角拉起来，盖在宝宝的身体上，并把边角从宝宝的右手臂内侧掖进宝宝身体后面（B、C）。

3 把包单的下角（宝宝脚的方向）向上折起并盖到宝宝的下巴以下（D）。

4 把宝宝右臂边的一角拉向身体左侧，并从左侧掖进身体下面（E、F）。包裹宝宝应以保暖、舒适、宽松、不松包为原则。

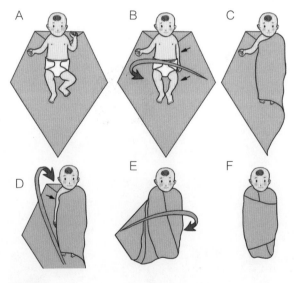

不能用绳子固定宝宝的身体

有些妈妈会在包裹宝宝时，在外面捆上2~3道绳带，其实这是不科学的，因为这样的包裹方法会妨碍宝宝四肢运动。此外，宝宝被捆紧后，肢体接触不到周围的物体，不利于宝宝触觉的发展。

正确给宝宝拍嗝的姿势

俯肩拍嗝（适合新生宝宝）

1.先铺一条毛巾在妈妈的肩膀上，防止妈妈衣服上的细菌和灰尘进入宝宝的呼吸道。

2.右手扶着宝宝的头和脖子，左手托住宝宝的小屁屁，缓缓竖起，将宝宝的下巴处靠在妈妈的左肩上，靠肩时注意用肩去找宝宝，不要将宝宝硬往上靠。

3.左手托着宝宝的屁股和大腿，给他向上的力，妈妈用自己的左脸部去"扶"着宝宝以免他倒来倒去。

4.拍嗝的右手鼓起呈接水状，在宝宝后背的位置小幅度由下至上拍打。1～2分钟后，如果还没有打出嗝，可慢慢将宝宝平放在床上，再重新抱起继续拍嗝，这样的效果会比一直抱着拍要好。

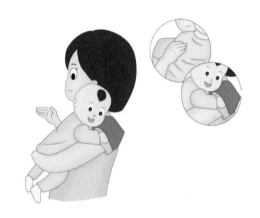

搭臂拍嗝（适合1～3个月的宝宝）

1.两只手抱住宝宝的腋下，让宝宝横坐在妈妈大腿上。

2.宝宝的重心前倾，妈妈将左手臂搭好毛巾，同时从宝宝的腋下穿过，环抱住宝宝的肩膀，支撑宝宝的体重，并让宝宝的手臂搭在妈妈的左手上。让宝宝的面部朝外，右手开始拍嗝。

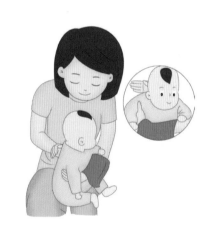

面对面拍嗝（适合3个月以上的宝宝）

1.妈妈双腿并拢，让宝宝端坐在大腿上，和妈妈面对面。

2.一只手从侧面环绕住宝宝的后背，另一只手拍宝宝后背。这种姿势的好处是妈妈和宝宝面对面，能够了解宝宝的情况，看清宝宝的面部表情变化。

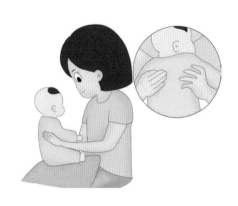

产后避孕要趁早

没来月经，也可能有排卵

月经复潮及排卵时间受哺乳影响，不哺乳的产妇往往在产后 6~10 周恢复排卵，月经复潮。哺乳的产妇一般在产后 4~6 个月恢复排卵，但有的产妇在哺乳期间月经一直不来潮。

也就是说，哺乳的女性即使内分泌还没恢复正常，没有来月经或月经量少，也可能已经有了排卵，不避孕就有可能受孕。有个别产妇甚至产后不到 1 个月就恢复了排卵。所以，建议产后避孕要趁早。

恶露未尽时绝对禁止性生活

恶露未尽时绝对禁止性生活，因为阴道有出血时，标志着子宫内膜创面未愈合，过性生活会导致细菌侵入，引起产褥感染，甚至发生产后大出血。此外，在产道伤口未完全修复前过性生活，会延迟伤口的愈合，产生疼痛感，还会导致伤口裂开。

产后 6 周可以恢复性生活，但要注意避孕

产后 6 周，子宫颈口基本恢复闭合状态，宫颈、盆腔、阴道的伤口也基本愈合。所以，原则上是可以过性生活的。但由于妈妈经历了分娩的疼痛，加上满腹心思都在宝宝身上，会对性生活有一些抵触情绪。

所以，产后性生活要注意节制，因为在月经恢复之前可能就有排卵了，所以要注意避孕。

不宜使用避孕药

正在哺乳的新妈妈不宜使用避孕药避孕。避孕药中的雌激素可引起胃肠道反应，影响食欲，不仅会降低泌乳量，同时也会影响乳汁中的脂肪、微量元素和蛋白质的含量，对宝宝的生长发育有很大影响。摄入含雌激素的乳汁，还可使女宝宝出现阴道上皮增生、阴唇肥厚，男宝宝乳房发育等异常。

避孕套或宫内节育环均可有效避孕

　　产后避孕，首选的是避孕套，当然也可以放置宫内节育器（上环）避孕。自然分娩的产妇建议产后 3 个月上环，产后 42 天如果恶露干净、会阴伤口愈合、子宫恢复正常，也可以上环。剖宫产的产妇需要等到半年以后再上环。

　　要注意，哺乳期未来月经前上环要先排除怀孕，同房 5 天内放环还可以作为紧急避孕的一种方式。正常哺乳的产妇最好在月经恢复后再上环。

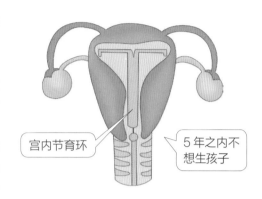

宫内节育环

5 年之内不想生孩子

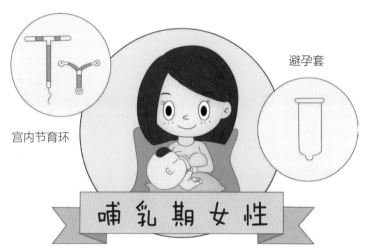

宫内节育环

避孕套

哺乳期女性

推荐两种节育环

1　含孕激素的节育环有效避孕率达 99% 以上，但可能出现月经量减少。含吲哚美锌的节育器可减少放置节育器后月经过多等不良反应。

2　含铜的活性宫内节育器目前是我国应用最广泛的宫内节育器。有效避孕率在 90% 以上。不良反应主要是点滴出血。

男性结扎也是很好的避孕方式

　　男性做输精管结扎手术也是很可靠的避孕方式，在结扎之后，无论是性功能还是精液的形态都不会有任何变化，只不过精液里面不含任何精子而已。但是，复通手术需要显微吻合，比较复杂，即使复通了，由于自身免疫等原因也未必能恢复生育能力。因此，夫妻二人要商量好再做决定。

哺乳期得了乳腺炎怎么办

得了乳腺炎，还能继续喂奶吗？

自从生了娃，每天就是喂奶、喂奶、喂奶，最近得了乳腺炎，该怎么办？

产后乳腺炎是怎么回事

产后乳腺炎，是发生在乳房部位的急性乳腺炎，主要表现为患侧乳房红、肿、热、痛，局部肿块、脓肿，体温升高。

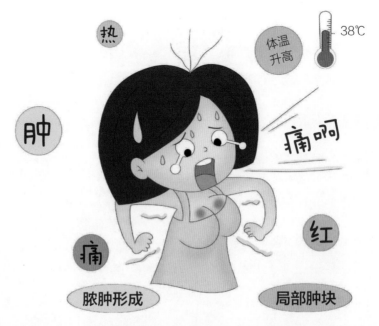

为什么会得乳腺炎

1 哺乳期间，很可能因为熟睡而错过喂奶，或是分泌的乳汁没有被宝宝吸光，以致大量的乳汁堆积在乳房里，使得乳腺被浓稠的乳汁堵住，导致乳腺炎。

2 有时候胸罩过度紧绷，睡觉时压迫，或是乳头皲裂以致乳房感染细菌，也可能造成乳腺管阻塞，进而导致乳腺急性发炎。

定时排空乳房

妈妈得了乳腺炎后，要及时排空乳房内的乳汁，因为没有乳汁的营养提供，可以阻止乳腺炎进一步恶化，经过一定的药物治疗很快会得到改善。

症状轻的可继续哺乳

急性乳腺炎是月子里的常见病，症状轻的新妈妈可以继续哺乳，但要采取积极措施促使乳汁排出，或者局部用冰敷，以减少乳汁分泌。即使出现发热，也可以哺乳，但要注意补充水分，避免脱水虚脱。

不要挤压乳房

不少乳腺炎的发病原因都是妈妈睡觉时不小心挤压造成的，为避免这种情况的发生，也为了更好地给宝宝哺乳，哺乳期妈妈要注意保护好乳房。首先，睡觉时不要俯卧，侧身而睡时切勿使乳房受压，最好是采取仰卧的姿势，因为向左或向右睡都会压迫乳房，使乳房内部软组织受到挫伤，从而引发乳腺炎或乳腺增生等疾病。

 化脓性乳腺炎要及时看医生

如果达到化脓性乳腺炎这样严重的程度，就要去看乳腺外科，有可能需要做手术切开引流，由医生决定能否继续哺乳。

网络点击率超高的问答

专题

生完宝宝后得了腰椎间盘突出，怎么办？

马大夫回复：孕期腹内胎宝宝不断增大，造成孕妈妈的腰椎过度前凸，尤其是孕晚期，经常保持这种姿势，从而增加了腰部的负担，为腰椎间盘突出留下隐患。产后内分泌系统还没有完全恢复，骨关节及韧带都较松弛，对腰椎的约束及支撑力量减弱，容易发生腰椎间盘突出。日常注意保持正确的姿势，做到立如松、坐如钟、卧如弓等。饮食调理上要注意补充钙、维生素C、维生素E、蛋白质、镁、维生素D以及B族维生素等，以增强骨骼强度、提高肌肉力量。

生完宝宝后大把大把地掉头发，怎么办？

马大夫回复：产后脱发现象实属一种生理现象，它与产妇的生理变化、精神因素及生活方式有一定的关系。一般在产后半年左右就自行停止，所以不要过分紧张。产后妈妈要保持心情愉悦，饮食起居有规律，少吃过于油腻及刺激性食物。注意产后头发的卫生和保养，半年内不要烫发、染发。如果产后脱发严重，或产后6个月脱发现象仍未停止，则需要请医生检查治疗。

生完宝宝后长了好多白头发，这是怎么回事？

马大夫回复：产后白发增多，多与气血亏虚有关。分娩造成产妇气血过度耗伤，产后哺乳进一步消耗气血，而且产后容易出现脾胃虚弱、消化吸收差，影响气血生化。可适当多食用益精养血功效的药食，如黑芝麻、黑豆、阿胶、红枣、枸杞子等。

妊娠糖尿病产后还需要控制饮食吗？

马大夫回复：虽然绝大多数情况下，妊娠糖尿病在分娩后会自然治愈，但是在此之后，特别是步入中老年后，再次患糖尿病的概率会变大。所以，即使产后血糖稳定，也需要健康饮食，减少患病机会。